边吃边算管理血糖

王兴国 姜丹 著

中国妇女出版社

图书在版编目（CIP）数据

边吃边算管理血糖 / 王兴国，姜丹著. -- 北京 ：
中国妇女出版社，2022.11
ISBN 978-7-5127-2105-0

Ⅰ.①边… Ⅱ.①王…②姜… Ⅲ.①糖尿病－食物
疗法 Ⅳ.①R247.1

中国版本图书馆CIP数据核字（2022）第008403号

责任编辑：陈经慧
封面设计：末末美书
责任印制：李志国

出版发行：中国妇女出版社
地　　址：北京市东城区史家胡同甲24号　　邮政编码：100010
电　　话：（010）65133160（发行部）　　65133161（邮购）
网　　址：www.womenbooks.cn
邮　　箱：zgfncbs@womenbooks.cn
法律顾问：北京市道可特律师事务所
经　　销：各地新华书店
印　　刷：鸿博昊天科技有限公司

开　　本：165mm×235mm　1/16
印　　张：13.75
字　　数：140千字
版　　次：2022年11月第1版　　2022年11月第1次印刷
定　　价：49.80元

前 言

PREFACE

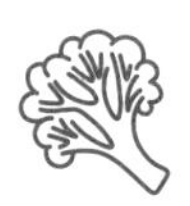

糖尿病是一种很常见的慢性代谢性疾病，我国成年人糖尿病患病率为11.2%，以2型糖尿病为主，其中60岁以上老年人糖尿病患病率超过20%。此外，还有很多人处于糖尿病前期（糖调节受损）。糖尿病和糖尿病前期统称为“高血糖”，其发生机制主要与胰腺β细胞分泌胰岛素不足或胰岛素功能缺陷有关。糖尿病的主要危害是各种慢性并发症，如冠心病、中风、糖尿病肾病、糖尿病足、失明等，高血糖也会增加患胰腺癌、肝癌和结直肠癌的风险。治疗2型糖尿病主要依靠各种降糖药，从最传统的二甲双胍和胰岛素到目前较“新潮”的钠－葡萄糖协同转运蛋白2抑制剂（SGLT2i，如达格列净、恩格列净、卡格列净等）和胰高糖素样肽-1受体激动剂（GLP-1RA，如贝那鲁肽、艾塞那肽、利拉鲁肽、司美格鲁肽等)，降糖药已发展出九大类30多种。糖尿病的治疗理念也由过去的“以降糖为中心”发展到“以降低心血管并发症为中心”，近年更是提出了“以体重管理为中心”的策略，该治疗策略旨在通过减重逆转/缓解糖尿病(达到基本正常的状态)。

糖尿病治疗自始至终都离不开饮食管理，饮食控制及生活方式调整一直是糖尿病综合治疗中最基础的措施，现行的糖尿病治疗指南更是把饮食及生活方式干预视为糖尿病一线治疗手段。恰当的饮食控制既能直接起到降低血糖的作用，又能延缓糖尿病并发症的进展，还能通过减重让一部分2型糖尿病得以逆转/缓解。把饮食控制与增加运动量、戒烟限酒、充足睡眠等生活方式整体调整结合起来，对糖尿病治疗的贡献更大。在这方面，科研人员已经积累了大量研究证据，但遗憾的是，饮食控制及生活方式干预的巨大治疗作用还未被广大糖尿病患者认知，甚至有些内分泌专科医生对此也不够重视。这种情况必须、迟早要改变，希望这本有关糖尿病饮食管理的书能尽绵薄之力。

我和姜丹老师长期从事糖尿病饮食控制相关的教学和患者咨询指导工作，跟踪与此有关的研究文献、诊疗指南和专家共识等，不断更新理论知识，并把它们用于指导糖尿病患者饮食管理的实践。在我们之前出版糖尿病饮食管理书籍的基础上，这本书重新安排、升级了内容，保留了糖尿病计算食谱方法，增加了新的知识点，强调了示范食谱、配餐方法和推荐食材。相信不论糖尿病患者还是营养师等专业人员都能从中受益。

王兴国于大连

2022 年 9 月 8 日

目 录

CONTENTS

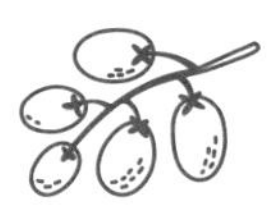

第一章 糖尿病诊疗新知

第二章　糖尿病饮食管理 15 个要点

第三章　糖尿病食谱八种计算方法

第四章　用四格配餐法管理糖尿病饮食

第一章

糖尿病诊疗新知

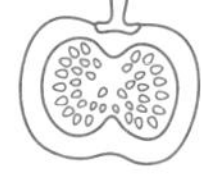

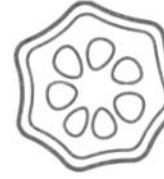
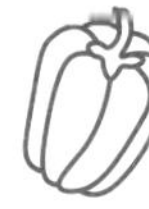
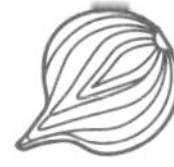

糖尿病最显著的特征是高血糖，糖尿病的临床诊疗一般围绕高血糖进行。血糖指血液中的葡萄糖，健康人空腹时血糖正常范围为3.9mmol/L ~ 6.1mmol/L（0.7克/升~ 1.1克/升）。当血糖超过6.1mmol/L时即为高血糖，根据高血糖的水平分为糖尿病和糖尿病前期（又称糖调节受损）等。

根据2015 ~ 2017年中华医学会内分泌学分会在全国31个省（自治区、直辖市）进行的流行病学调查显示，我国18岁及以上人群糖尿病患病率为11.2%，其中60岁以上老年人糖尿病患病率超过20%。过去数十年，糖尿病患病率一直在增加，超过1/10的中国成年居民患有糖尿病。这个比例已经很高了，但只看这个患病率数值还不足以反映中国成年人血糖代谢问题的严重性。根据上海交通大学瑞金医院宁光院士2013年发表在《美国医学会杂志》（*JAMA*）的研究报告，中国18岁以上成年人61.7%患有高血糖（其中11.6%为糖尿病，50.1%为糖尿病前期）。宁光院士在2019年年底发布的针对20万名40岁以上国人的调查表明，高血糖者比例高达77.7%（其中23.1%为糖尿病，54.6%为糖尿病前期）。除遗传因素外，造成这一严重问题的主要原因是肥胖、饮食能量过剩、久坐不动的生活方式、人口老龄化等。

糖尿病诊断标准

血糖指血液中的葡萄糖，有两大主要来源：一个是进餐后食物中碳水化合物（糖类）消化吸收，并经肝脏处理后进入血液，大致相当于餐后血糖；另一个是肝脏制造，即肝糖原分解为葡萄糖，或以氨基酸等为原料合成葡萄糖，对空腹血糖影响较大。临床上，常用空腹血糖和餐后 2 小时血糖来诊断糖尿病。

空腹血糖

空腹血糖指早晨起床后（至少 8 小时未进食，空腹状态）的血糖水平。因为长时间未进食，所以此时血糖不是直接来自食物消化吸收，而是由体内糖原、氨基酸等物质转化而来。当然，这些物质也直接或间接来自食物。因此，空腹血糖也受进食影响。

餐后血糖

相对而言，餐后血糖受饮食影响很大。进餐后，随着食物的消化吸收，餐后血糖水平会逐渐升高。与此同时，胰岛素开始分泌并迅速增多。胰岛素一方面促使血糖被细胞利用，另一方面促使血糖转化为糖原和脂肪储存起来。胰岛素的总体作用就是使餐后血糖逐渐降低。可见，餐后血糖水平是由饮食（尤其是食物中的碳水化合物或糖类）消化吸收和胰岛素作用共同决定的。正常情况下，两者之间有协作关系，互相配合，即饮食糖类摄入多一些，胰岛素分泌也多一些，确保血糖很快下降，到餐后 2 小时时，已经处于较低水平（< 7.8mmol/L）。如果餐后 2 小时血糖未能下降至这一水平，则反映胰岛素作用缺陷。一般认为，检测餐后 2 小时血糖是衡量胰岛素功能的最佳指标。不过，在临床上，检测餐后 2 小时血糖并不是在随便吃一餐之后 2 小时抽血检测，而是要做葡萄糖耐量试验（OGTT），即在空腹条件下，先抽血（空腹血糖），再喝一杯含 75 克葡萄糖的糖水，然后在 0.5 小时、1 小时和 2 小时分别抽血检测血糖。

糖化血红蛋白（HbA_{1c}）

空腹血糖也好，餐后 2 小时血糖也罢，它们反映的都是某一个时间点的血糖，受很多因素（比如前一日饮食、睡眠、运动等）影响，不能反映整体血糖水平。于是，近年在糖尿病诊疗临床中，能反映 2 ~ 3 个月内平均血糖水平的指标——糖化血红蛋白（HbA_{1c}）越来越受到重视。它不但被所有的糖尿病权威指南推荐为糖尿病患者血糖控制的“金标准”，还被中华医学会《中国 2 型糖尿病防治指南（2020 年版）》、美国糖尿病学会（ADA）糖尿病诊疗标准推荐为糖尿病的诊断指标。

糖化血红蛋白，顾名思义，就是血红蛋白与葡萄糖结合的产物。血红蛋白是血液红细胞中负责氧气运输的蛋白质，血糖（葡萄糖）水平越高，则血红蛋白越容易与葡萄糖结合成糖化血红蛋白，甚至可以用糖化血红蛋白的多寡估算血糖值的高低。成人红细胞中的血红蛋白（Hb）为 HbA，HbA_{1c} 是 HbA 最重要、最主要的一种糖化形式。因为红细胞只有 120 天寿命，到寿命的红细胞（以及其中的糖化血红蛋白）将被清理代谢掉，所以测量 HbA_{1c}（占全部血红蛋白的百分比）能评价 2 ~ 3 个月的平均血糖水平。

值得注意的是，HbA_{1c} 本身也是有害的，是引起糖尿病并发症的可能机制之一。糖化血红蛋白会进一步反应，生成一类叫作“晚期糖化终产物”（AGEs）的物质，如羧甲基赖氨酸、甲基乙二醛等，它们与体内多种蛋白质发生广泛交联，对肾、心血管、视网膜等造成损伤。它们还诱发氧化应激，使细胞内多种酶类、脂质等发生氧化，从而丧失正常的生理功能。研究表明，如果糖尿病患者的糖化血红蛋白水平降低 1%，眼睛、肾和神经系统相关的严重并发症将降低 25%。因此，较低的糖化血红蛋白水平意味着较低的平均血糖水平，并发症发生发展的风险也较低。

检测 HbA_{1c} 无须空腹，因为它不受当天饮食影响。如果空腹检测，可以同时检测空腹血糖，只需采一次血样，会方便很多。不过，糖化血红蛋白对检测技术的要求较高，不太容易标准化，搞不好会有误差，这也在前些年限制了糖化血红蛋白的临床应用。另外，如果检测者有贫血（血红蛋白总量减少）、血红蛋白基因变异、怀孕等情况，HbA_{1c} 的检测数值就不准确了。

糖尿病诊断标准

糖尿病主要有 4 种类型，包括 1 型糖尿病（T1DM）、2 型糖尿病（T2DM）、妊娠期糖尿病（GDM）和特殊类型糖尿病。其中，2 型糖尿病占绝大多数（90% 以上），1 型糖尿病和妊娠期糖尿病分别占 5% 左右，特殊类型糖尿病不到 1%。根据中华医学会《中国 2 型糖尿病防治指南（2020 年版）》，糖尿病诊断标准见表 1–1。

表 1-1　2 型糖尿病诊断标准

诊断标准	静脉血浆葡萄糖或 HbA_{1c}
有典型糖尿病症状（多饮、多尿、多食、不明原因体重下降）	
加上随机血糖	≥ 11.1mmol/L
或加上空腹血糖	≥ 7.0mmol/L
或加上 OGTT2 小时血糖	≥ 11.1mmol/L
或加上 HbA_{1c}	≥ 6.5%
无糖尿病典型症状，需改日复查确认	

注：随机血糖指不考虑上次用餐时间，一天中任意时间的血糖；空腹状态指至少 8 小时没有进食能量。

虽然很多人确诊糖尿病都觉得很突然，也有不少人患有糖尿病未及时诊断，但是糖尿病或高血糖不是突然发生、一蹴而就的，它是由低到高、由正常到异常慢慢发展而成的。因此，即使是健康人，也要关注、管理自己的血糖，及时发现血糖水平的变化。根据世界卫生组织（WHO）1999 年发布的标准，一个人糖代谢状态的分类见表 1–2。

表 1-2　糖代谢状态分类（世界卫生组织，1999 年）

糖代谢状态	静脉血浆葡萄糖（mmol/L）	
	空腹血糖	糖负荷后 2 小时血糖
正常血糖	＜ 6.1	＜ 7.8
空腹血糖受损	≥ 6.1，＜ 7.0	＜ 7.8
糖耐量减低	＜ 7.0	≥ 7.8，＜ 11.1
糖尿病	≥ 7.0	≥ 11.1

注：空腹血糖受损和糖耐量减低统称糖调节受损，也称糖尿病前期；空腹血糖正常参考范围下限通常为 3.9mmol/L。

糖尿病发生机理

糖尿病是由于胰岛素分泌及（或）作用缺陷引起的以血糖升高为特征的代谢病。糖尿病的典型症状是“三多一少”，即多饮、多食、多尿、体重减轻。糖尿病通常并不严重，但控制不良将产生严重危害。因为糖尿病常伴有脂肪、蛋白质代谢异常，长期高血糖可引起多种器官，尤其是眼、心脏、血管、肾、神经损害或器官功能不全与衰竭，导致截肢、失明等残疾或过早死亡。糖尿病常见并发症包括卒中、心肌梗死、视网膜病变、糖尿病肾病、糖尿病足等。

胰岛素

谈糖尿病的发生、发展和治疗，都离不开胰岛素。胰岛素是体内最重要的激素之一，其化学本质是由 51 个氨基酸构成的蛋白质，有 A 和 B 两条多肽链，并具有复杂的空间立体结构。“胰岛素”（insulin）这个名字非常传神，因为制造胰岛素的细胞在胰腺（胰脏）中并没有特定的位置或明确的边界，它们是一个个像海洋里的小岛那样的“细胞团”（每个直径从 20 纳米到 300 纳米不等），故称为“胰岛”。成年人胰腺中共有 100 万～ 200 万个胰岛，占胰腺总重量的 1%，但肉眼看不见它们。胰岛内的细胞不止一种，目前已经发现 5 种不同的细胞，分别合成不同的激素，比如 β 细胞（B 细胞）合成胰岛素，α 细胞（A 细胞）合成胰高血糖素等。

β 细胞

胰岛素全部是由胰岛 β 细胞（B 细胞）合成并分泌的，如果一个人胰岛素有了异常状况，那首先就要想到胰岛 β 细胞出了问题。事实正是如此，β 细胞损伤（功能障碍）、破坏和凋亡是糖尿病发生的根本原因。β 细胞受损、衰竭或消失的原因十分复杂，到目前也没有彻底搞清楚，但已经知道一些原因。比如，β 细胞基因变异可以导致某些特殊的单基因型糖尿病；自身免疫因素杀伤 β 细胞，导致 1 型糖尿病；长期高血糖会损伤 β 细胞膜，导致合成胰岛素功能障碍，这被称为“高糖毒性”，可能是糖尿病逐渐进展、恶化的原因之一；脂肪胰指胰腺中出现了多余的脂肪，这些多余的脂肪会干扰 β 细胞合成胰岛素的功能；胰腺内涉及胰岛的炎症反应也会损伤 β

细胞。

搞清楚糖尿病患者胰岛 β 细胞到底发生了什么，不但有助于理解糖尿病的发病机制，也有助于糖尿病的治疗。目前针对 β 细胞的糖尿病治疗手段，要么是减轻 β 细胞负担（饮食减少糖类摄入，服用阿卡波糖、伏格列波糖等降糖药抑制糖类在小肠吸收），要么促进 β 细胞“努力工作”分泌更多胰岛素（服用磺脲类和格列奈类降糖药，注射利拉鲁肽、司美格鲁肽等 GLP-1 受体激动剂），要么注射外源性胰岛素，“替代” β 细胞的功能。

一般来说，胰岛 β 细胞全部“报废”或消失仅见于 1 型糖尿病和 2 型糖尿病终末期（只能注射胰岛素替代治疗），其他大多数糖尿病患者体内仍有一部分 β 细胞在“坚持工作”。积极采取措施控制血糖，除上述手段之外还包括运动治疗、服用二甲双胍及其他降糖药物，可以保护这些在“坚持工作”的 β 细胞。特别重要的是，现在认为有些胰岛 β 细胞只是暂时“停止工作”，处于“休眠”状态，可以通过一些措施（比如减重、胰岛素强化治疗等）“唤醒”它们，从而缓解或逆转 2 型糖尿病，即一部分 2 型糖尿病有机会逆转回到正常或接近正常的、没有糖尿病的状态。目前，通过干细胞补充胰岛 β 细胞从而治疗糖尿病也有不少研究，但还未进入临床应用阶段。

胰岛素抵抗

胰岛 β 细胞功能障碍是糖尿病发生的根本原因之一，但并非唯一原因。胰岛素由 β 细胞合成并分泌之后，需要随血液循环到达肌肉、内脏和脑等器官，并与相应细胞上的受体（胰岛素受体）结合，启动并调节相应细胞代谢葡萄糖。这个过程有点像钥匙开锁，胰岛素是“钥匙”，细胞膜上的胰岛素受体是“锁”，负责转运胰岛素信号。因为胰岛素几乎是唯一降低血糖的激素，它跟胰岛素受体一起决定了相应的细胞能不能利用葡萄糖（血糖），所以如果胰岛素受体及其转运胰岛素信号的诸多环节出了问题，也会导致高血糖或糖尿病。

这种“钥匙打不开锁”的情形被称为胰岛素抵抗，指代谢糖的相应细胞对胰岛素敏感性下降，需要更多胰岛素才能产生正常的效应。胰岛素抵抗的常见后果是 β 细胞被迫“加倍工作”合成更多胰岛素，以维持糖代谢的正常进行。可以推理，这种涸泽而渔的最终后果很可能是高血糖或糖尿病。有研究表明，在中国人群中，胰岛素抵抗是导致 2 型糖尿病最常见的原因。

2 型糖尿病患者胰岛素抵抗的发生率为 85% 左右，在“正常人”中约有 25% 存在胰岛素抵抗。发生胰岛素抵抗的原因也很复杂。除遗传因素和衰老之外，肥胖（能量过剩），尤其是腹型肥胖或内脏脂肪堆积（脂毒性），以及久坐不动（活动量较少）的生活方式是导致胰岛素抵抗的常见原因。另外，高血糖（高糖毒性）、妊娠、某些药物（如噻嗪类利尿降压药）和高盐摄入等也与胰岛素抵抗发生有关。

胰岛素抵抗通常没有明显症状，少数人会有餐前低血糖症状，即未按时进餐，出现心慌、手抖、出冷汗或极度饥饿感等症状。但胰岛素抵抗会导致很多健康问题，除2型糖尿病外，还与肥胖、非酒精性脂肪肝、血脂异常、心脑血管疾病和多囊卵巢综合征等有密切关系。可以说，胰岛素抵抗是大部分常见慢性病发病的共同基础。

糖尿病的治疗

与其他常见病不同，糖尿病需要综合治疗。一方面，综合治疗指控制目标是综合的，不能只控制血糖，还要控制血压、血脂、体重等，2 型糖尿病的综合控制目标见表 1–3；另一方面，综合治疗指治疗措施是综合的，包括营养治疗、运动治疗、药物治疗、健康教育和血糖监测五方面。要做好综合治疗就离不开患者的自我管理，这也是糖尿病与众不同之处。糖尿病是一种长期慢性疾病，患者的日常行为和自我管理能力是影响糖尿病控制状况的关键因素之一。可以说，糖尿病的控制不是传统意义上的治疗，而是系统的管理。这里简单介绍一下降糖药、运动和自我血糖监测，饮食治疗将在本书后续部分重点讲解。

表 1-3　中国 2 型糖尿病综合控制目标

	测量指标	目标值
毛细血管血糖（mmol/L）	空腹血糖	4.4 ~ 7.0
	非空腹	< 10.0
糖化血红蛋白（%）		< 7.0
血压（mmHg）		< 130/80
总胆固醇（mmol/L）		< 4.5
高密度脂蛋白胆固醇（mmol/L）	男性	> 1.0
	女性	> 1.3
甘油三酯（mmol/L）		< 1.7
低密度脂蛋白胆固醇（mmol/L）	未合并动脉粥样硬化性心血管病	< 2.6
	合并动脉粥样硬化性心血管病	< 1.8
体重指数（kg/m^2）		< 24.0

注：参考中华医学会《中国 2 型糖尿病防治指南（2020 年版）》。

降糖药

目前，国内临床应用的降糖药有九大类 30 多种，其中，二甲双胍是 2 型糖尿病患者控制高血糖的一线用药和药物联合中的基本用药，能降低 HbA_{1c}，并减轻体重。单独使用二甲双胍不增加低血糖风险，但与胰岛素或促进胰岛素分泌的药物联合使用时可增加发生低血糖的风险。

胰岛素治疗是控制高血糖的重要手段。1 型糖尿病需依赖胰岛素维持生命，控制高血糖。2 型糖尿病虽不需要胰岛素来维持生命，但当口服降糖药效果不佳或存在口服药使用禁忌时，仍需使用胰岛素，以控制高血糖，并减少糖尿病并发症的发生。当 2 型糖尿病病程较长时，胰岛素治疗可能是最主要的，甚至是必需的控制血糖措施。《中国 2 型糖尿病防治指南（2020 年版）》建议，2 型糖尿病患者在生活方式和口服降糖药联合治疗的基础上，若血糖仍未达到控制目标，应尽早（3 个月）开始胰岛素治疗。

近年受到高度重视的新型口服降糖药物是达格列净、恩格列净、卡格列净和艾托格列净等“列净”类，这类药物的作用是促进尿糖排出，从而降低血糖，听起来有点“以毒攻毒”的意思。促进尿糖排出能减重和降低血压，对心血管及肾脏也有益处，《中国 2 型糖尿病防治指南》推荐用于合并动脉粥样硬化性心血管疾病（ASCVD）或其风险因素（高血压、高血脂、吸烟、肥胖等）、心力衰竭或慢性肾脏病的糖尿病患者。

近年备受重视的另一类降糖药是利拉鲁肽、司美格鲁肽、贝那鲁肽、度拉糖肽、艾塞那肽和利司那肽等胰高糖素样肽 -1（GLP-1）受体激动剂，它们模拟人体肠道激素胰高糖素样肽 -1，注射后刺激胰岛素分泌，能部分恢复胰岛 β 细胞功能，改善血脂和血压。尤其引人注目的是，此类药物抑制食欲中枢，减少进食量，具有显著的减低体重作用，有的甚至作为减肥药使用，特别适用于需要减重的糖尿病患者。

运动建议

规律运动可增加胰岛素敏感性，改善身体成分及生活质量，有助于控制血糖，减少心血管危险因素，降低糖尿病患者死亡风险。《中国2型糖尿病防治指南（2020年版）》建议，2型糖尿病成年患者每周要进行至少150分钟（如每周运动5次，每次30分钟）中等强度的有氧运动。中等强度指用力但不吃力的运动，比如中速步行（4千米／小时）到快走（7千米／小时）。有氧运动指快步走、跑步、游泳、球类和骑自行车等有身体主要肌肉群参与、有节奏地持续一段时间的运动。

除有氧运动外，糖尿病患者每周最好进行2～3次抗阻运动（两次锻炼间隔要≥48小时），锻炼肌肉力量和耐力。抗阻运动也叫肌肉力量练习，指增加骨骼肌的力量、爆发力、耐力等的身体活动，例如，搬运重物、抱小孩、蹲起、爬楼梯、举哑铃、仰卧起坐、举重等。抗阻运动不但可以增加胰岛素敏感性，还可以帮助老年患者延缓肌肉的减少，提高身体平衡能力，防止老年人跌倒，维持骨骼健康。

对于糖尿病患者来说，最重要的也许不是运动形式和时间，而是力所能及地、尽可能地、因地制宜地保持活跃的生活方式，增加日常身体活动，改变久坐行为方式，减少静坐时间，让运动锻炼成为日常生活的一部分。运动前后要加强血糖监测，运动量大或激烈运动时要临时调整饮食及药物，以免发生低血糖。运动中要注意及时补充水分。

《中国 2 型糖尿病防治指南（2020 年版）》建议，糖尿病伴有急性并发症或严重慢性并发症时，慎行运动治疗，此时应听从专业人员的指导意见。

自我血糖监测

糖尿病患者的自我管理是控制糖尿病病情的有效方法。自我管理最重要的环节是做好血糖监测，在饮食、运动、降糖药等综合治疗措施的基础上，使血糖控制达标。一般要求血糖仪（指尖血）测定的空腹血糖达到 4.4mmol/L ~ 7.0mmol/L，非空腹血糖 <10mmol/L，糖化血红蛋白（HbA_{1c}）< 7.0%。但要结合患者具体情况，比如，年龄不大、病程较短、无低血糖风险的患者宜采取更严格的 HbA_{1c} 控制目标；自我管理能力欠佳或低血糖风险高的老年糖尿病患者，可放宽到 HbA_{1c} < 8.0%，对应的空腹血糖 <7.5mmol/L，餐后 2 小时血糖 <11.1mmol/L［中国老年医学学会《中国老年 2 型糖尿病防治临床指南（2022 年版）》］。

用血糖仪监测血糖的时间点包括餐前、餐后 2 小时和睡前，监测夜间血糖用于怀疑有夜间低血糖者或胰岛素治疗已接近达标，但空腹血糖仍高者。具体监测频率或次数要视病情而定，并应听从糖尿病专科医护人员指导。

近年持续葡萄糖监测（CGM）应用越来越多，这是一种通过葡萄糖传感器连续监测皮下组织间液的葡萄糖浓度变化的技术，可以提供更全面的血糖信息，了解全天的血糖变化。特别适用于1型糖尿病、需要胰岛素强化治疗的2型糖尿病和血糖波动极大的患者，但目前CGM设备价格昂贵，限制了其应用。

关于糖尿病逆转

近年，关于缓解／逆转糖尿病的临床实践引起广泛关注。最初是从糖尿病前期逆转的证据开始的，在黑龙江省大庆市进行的研究表明，糖尿病前期人群进行6年的生活方式干预，发展成糖尿病的概率降低51%，同时发生心肌梗死、脑卒中等心血管疾病事件的概率也降低了26%。也就是说，有相当一部分糖尿病前期患者通过调整生活方式（饮食管理、运动锻炼）恢复了正常状态。

不只糖尿病前期可以通过调整生活方式逆转到正常状态，2型糖尿病也有机会逆转到正常或接近正常的、没有糖尿病的状态，即一部分糖尿病可以缓解。2021年，美国糖尿病学会（ADA）、欧洲糖尿病研究协会（EASD）、内分泌学会（the Endocrine Society，美国）、英国糖尿病协会（Diabetes UK）等权威机构发布关于2型糖尿病缓解的专家共识（Consensus Report：Definition and

Interpretation of Remission in Type 2 Diabetes)。国内也发布了《缓解 2 型糖尿病中国专家共识》。这些共识指出，通过强化生活方式干预，再辅以短期药物治疗（减肥药、非胰岛素类降糖药或胰岛素强化治疗）实现大幅度减重，有相当一部分肥胖的糖尿病患者症状可以缓解，即停用降糖药之后（至少 3 个月）HbA_{1c}<6.5%、空腹血糖 <7.0mmol/L。其中，病程较短（在 5 年内）、C 肽水平尚可（空腹 C 肽≥ 1.1ng/ml）、谷氨酸脱羧酶抗体阴性的肥胖糖尿病患者实现缓解的机会更大。这其中减重是核心关键。

强化生活方式指通过足够密集／强度的饮食管理，加上一定量的运动，大幅度减轻体重。新确诊的或病程较短的 2 型糖尿病患者通过强化生活方式减重之后有可能实现糖尿病缓解。研究表明，糖尿病病程少于 5 年的肥胖者通过强化生活方式减重后，缓解率为 46%，而且减重越多，缓解率越高。当减重大于 15 千克时，完全缓解率可达 86%。即使没有完全缓解，减重也会改善血糖、血脂、血压等代谢问题。因此，美国生活方式医学会（ACLM）在共识声明中指出，生活方式调整应该是每个 2 型糖尿病患者治疗计划的主要组成部分，强化生活方式调整获得的糖尿病缓解应该成为首选的治疗方法和护理标准。

2021 年 9 月 30 日，知名医学期刊《柳叶刀》发表美国得克萨斯大学西南医学中心的研究报告，建议将大幅度的减重作为治疗 2 型糖尿病患者并达到血糖目标的主要手段。因为以体重为中心的治疗措施将影响2型糖尿病的病理生理学，实现逆转或减缓糖尿病，同时有益于其他相关心血管风险因素，长期来看，可预防2型糖尿病的微血管和大血管并发症。该报告指出，糖尿病治疗一直是“以降糖为中心”，集中在防治代谢不良的后果（并发症等往往出现在病程晚期），而“以体重管理为中心”的治疗策略则可以治疗代谢不良的原因（肥胖），获益更大，效果更好。“治糖”先“治胖”，该报告甚至建议将减重15%以上作为部分2型糖尿病的初期治疗目标纳入指南。虽然并不是所有的糖尿病领域专家都赞成“减重15%以上”这么大的幅度，但专家们都支持肥胖的糖尿病患者必须减重。

第二章

糖尿病饮食管理 15 个要点

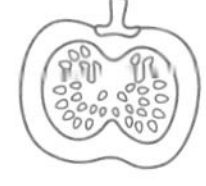
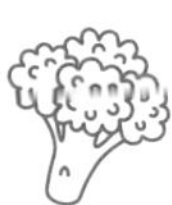
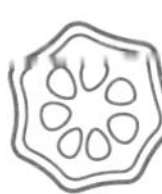
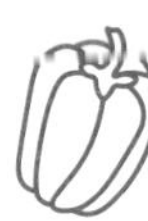
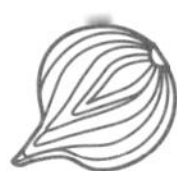

肥胖者要减重，“治糖”先“治胖”

2019 年年底，美国糖尿病协会和欧洲糖尿病研究协会联合发表共识声明，糖尿病患者减轻体重的目标可以设定为体重的5%～15%。假设某人体重是 80 千克，那就要减掉 4 千克～12 千克。包括美国糖尿病协会《糖尿病诊疗标准（2019）》和中华医学会《中国 2 型糖尿病防治指南（2020 年版）》在内的多个指南均强调减重在糖尿病治疗中的重要作用。

不论是控制血糖，还是减轻体重，不严格管理饮食是不可能的。糖尿病饮食管理在专业上叫“医学营养治疗”，主要是通过一些简单的计算，来控制饮食能量、碳水化合物、蛋白质和脂肪的摄入，并尽量满足人体对维生素和矿物质等营养素的需要。在理论上，有好几种饮食模式，比如地中海饮食、DASH 饮食、低碳饮食等适用于糖尿病饮食管理，但本书主要依据医学营养治疗常用的限能量平衡饮食模式，给出减重饮食原则建议、计算方法和参考食谱。

不论是否肥胖，糖尿病患者都要适当限制饮食能量摄入，尤其是少吃或不吃表 2–1 中的食物。控制饮食能量摄入，在能量摄入合理的前提下安排各类食物摄入，这是糖尿病医学营养治疗的基础，也是本书的主要内容。

表 2-1　对体重 / 血糖影响较大的食物（± 表示有一点点或没有影响）

食物类别	举例	影响体重	影响血糖	备注
精制谷物	白米饭、白馒头、白粥、白面包、白面条、包子、饺子	+++	+++	
全谷物 / 粗粮	燕麦片、玉米饼、糙米饭、全麦馒头、荞麦挂面、高粱米粥、小米饭、薏米粥	++	++	
甜食	甜饮料、甜点、零食	+++	+++	无糖饮料除外
烹调油	大豆油、花生油、玉米油、橄榄油、亚麻籽油	+++	±	
高脂肪肉类	五花肉、猪排骨、牛排、肥羊、肥牛、火腿、香肠、培根、炸鸡翅、炸鸡腿、炸鱼、炸肉丸、炸肉串	+++	±	对血脂不利；加工肉类有致癌作用
低脂肪肉类	瘦猪肉、瘦牛肉、瘦羊肉、鸡胸肉、炖煮的鱼虾	+	±	
坚果	核桃、芝麻、花生、瓜子、松子、榛子、开心果、巴旦木、杏仁	+++	±	
水果	柑橘、苹果、葡萄、香蕉、桃、西瓜、猕猴桃、梨、杧果	+	++	
酒类	白酒、红酒、啤酒	++	±	

必须说明的是，糖尿病饮食管理不能只追求效果，还要注意安全。既不能因忍饥挨饿导致低血糖，也不能因减重太多或减重方法不当导致营养不良或其他严重问题。这里，营养不良指身体质量指数（BMI）≤ 18.5。BMI= 体重（千克）÷ 身高（米）÷ 身高（米）。其他严重问题包括酮症酸中毒、贫血、闭经、肝肾功能损害等。

不仅控制血糖，还要全面健康

从治疗角度看，糖尿病患者不能只顾着降血糖，还要注意降血压、调节血脂、控制体重和改善生活方式等。毫无疑问，这些问题几乎全部与饮食有直接或间接的关系，调整饮食对解决这些问题有很大帮助。

糖尿病患者的饮食管理从来就不仅仅是降低血糖这一个作用，而是要兼顾血压、血脂、体重和并发症（如糖尿病肾病、冠心病）等，要考虑整体健康。只看血糖，罔顾其他做法都是错误的。一个常见的情况是，糖尿病患者过分限制进食量，吃得很少，这固然会使血糖降低，但长此以往也会导致营养素供给不足，直至发生营养不良，降低免疫力，损害身体健康。又比如生酮饮食，即不吃含碳水化合物（糖类）的主食、零食、水果、饮品等，吃很多高油或高脂肪的食物。这种极端的低碳饮食会使血糖降低，但也会给血脂带来很大压力。糖尿病患者应用时要慎重，至少要检测血脂，并在专业营养医师的指导下进行。

重视糖尿病患者整体健康，这也决定了糖尿病饮食必须讲究各类日常食物数量和比例的搭配，即膳食结构要平衡。平衡膳食结构的基本特点是食物多样化，日常食物应包括主食类（谷类、薯类和杂豆类）、蔬菜、水果、奶类、大豆类、坚果类、鱼虾类、肉类、蛋类、食用油等。各类食物的主要品种、举例和营养特点见表 2–2。

表 2-2　日常食物分类、举例和提供的主要营养素

<table>
<tr><th>序号</th><th colspan="2">种类</th><th>举例</th><th>主要营养素</th></tr>
<tr><td rowspan="3">1</td><td rowspan="3">主食</td><td>谷类</td><td>大米、面粉，以及小米、玉米、燕麦、荞麦、青稞、高粱、黑米等粗杂粮</td><td rowspan="3"></td></tr>
<tr><td>薯类</td><td>马铃薯、红薯 / 甘薯、芋头、山药</td></tr>
<tr><td>杂豆类</td><td>绿豆、红豆、扁豆、芸豆、鹰嘴豆、腰豆、饭豆</td></tr>
<tr><td rowspan="8">2</td><td rowspan="8">蔬菜</td><td>叶菜类</td><td>菠菜、油菜、韭菜、小白菜、大白菜、莜麦菜、菜心、甘蓝</td><td rowspan="8">膳食纤维、钾、钙、镁、维生素 C、维生素 B_2、叶酸、胡萝卜素以及各种植物化学物质</td></tr>
<tr><td>嫩茎类</td><td>芹菜、蒜薹、芥蓝、莴笋、芦笋、春笋</td></tr>
<tr><td>花菜类</td><td>西蓝花、菜花、黄花菜</td></tr>
<tr><td>茄果类</td><td>番茄、茄子、青椒、彩椒</td></tr>
<tr><td>瓜类</td><td>黄瓜、冬瓜、南瓜、苦瓜</td></tr>
<tr><td>根茎类</td><td>萝卜、胡萝卜、藕</td></tr>
<tr><td>菌藻类</td><td>香菇、木耳、蘑菇、杏鲍菇、口蘑、银耳、海带、紫菜、裙带菜</td></tr>
<tr><td>葱蒜类</td><td>小葱、大葱、洋葱、大蒜</td></tr>
</table>

续表

序号	种类	举例	主要营养素
3	水果	柑橘、苹果、葡萄、香蕉、桃、西瓜、猕猴桃、梨、杧果	糖、膳食纤维、钾、镁、维生素C、胡萝卜素以及各种植物化学物质
4	畜禽肉类	猪肉、牛肉、羊肉等畜肉及其制品，鸡肉、火鸡肉、鸭肉、鹅肉等禽肉及其制品，动物肝脏和血液等	优质蛋白质、脂肪、钾、铁、锌、铜、硒、维生素A、B族维生素等
5	鱼虾类	鱼、虾、蟹、牡蛎、蛤蜊、螺、扇贝、鱿鱼	优质蛋白质、多不饱和脂肪酸（包括DHA）、钾、钙、铁、锌、硒、维生素A、B族维生素等
6	蛋类	鸡蛋、鸭蛋、鹌鹑蛋、鹅蛋、松花蛋、茶叶蛋	优质蛋白质、脂肪、磷脂、铁、锌、维生素A、B族维生素、维生素E等
7	奶类	牛奶、酸奶、奶粉、炼乳、羊乳、奶酪	优质蛋白质、脂肪、糖、钙、镁、钾、锌、维生素A、B族维生素等
8	大豆及其制品	豆浆、豆腐、豆腐脑、干豆腐、素鸡、豆腐干、纳豆、腐竹	优质蛋白质、多不饱和脂肪酸、膳食纤维、钙、镁、钾、B族维生素、维生素E，以及多种植物化学物质
9	坚果类	核桃、巴旦木、花生、瓜子、开心果、榛子、腰果、碧根果	蛋白质、多不饱和脂肪酸、膳食纤维、钾、钙、镁、铁、锌、B族维生素、维生素E等
10	食用油	大豆油、花生油、橄榄油、玉米油、葵花子油、菜籽油、棕榈油（加工食品）	能量、必需脂肪酸
11	纯能量食物	食用糖、酒类、糖果、含糖饮料、粉条、淀粉	
12	食盐	加碘盐、低钠高钾盐	钠、碘、钾

分餐，控制总量

我们推荐糖尿病患者在家里进餐应尽量分餐，使用专门的分餐盘（图2-1）。通常，分餐盘有4个或多个不同的分隔，可以在每个格子里装上不同种类的食物，有利于食物多样化。比如，四格分餐盘分别装一份主食、一份肉类和两份蔬菜等（详见第四章“用四格配餐法管理糖尿病饮食”）。同时，使用合适的分餐盘也有助于食物定量，掌握各类食物的大致比例和数量。因此，分餐盘在一定程度上自带“平衡功能”，有助于实现平衡的膳食结构，以及帮助糖尿病患者控制饮食的种类和数量。如果不分餐，

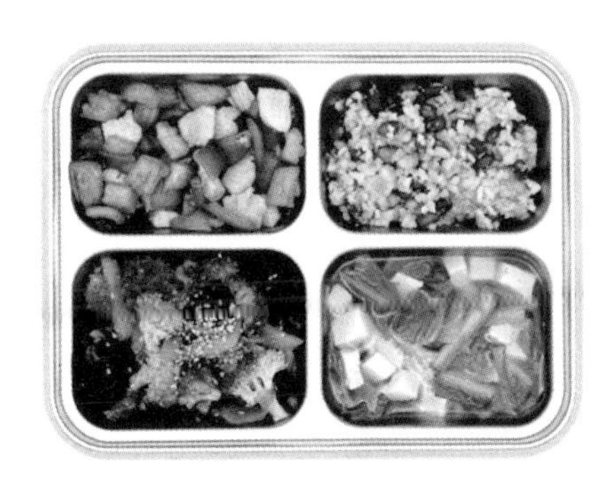

图2-1　分餐盘

糖尿病患者跟家人或其他人合在一起进食（合餐），那就很难控制食物的种类和数量了。

要强调的是，分餐（使用分餐盘）并不意味着糖尿病患者进餐一定要单独烹制，更不要理解为家人不能跟糖尿病患者吃一样的食物。把全家食物都烹制好，然后分装在各自的分餐盘中，这是为了增加食物种类并控制食物数量。分餐制对糖尿病患者及家人都是有益的。

不论分餐还是合餐，对糖尿病饮食管理来说，最重要的莫过于控制总进食量（能量），也就是蛋白质、脂肪和碳水化合物三大营养素的摄入总量。理想状态是每天摄入的总能量与身体消耗的能量匹配，并维持动态平衡，这样有助于血糖稳定和体重适宜。一般地，营养师会根据糖尿病患者的身高、体重、年龄、性别、身体活动、血糖等具体情况来确定每天摄入多少能量，通常为1500千卡～1800千卡，然后在此基础上计算出糖尿病患者每日食谱，给出各类食物的参考进食量。这个过程有点儿复杂，我们会在第三章详细说明计算方法。

控制总进食量（能量）相对比较简单的方法是经常测量体重，并根据体重增减来调整进食量。饮食为身体提供能量，用于身体基础代谢（维持呼吸、循环、心跳、体温等）和身体活动（劳动、运动、日常活动等）等消耗能量的过程。如果摄入体内的能量没有完全消耗掉，剩余的能量就会变成脂肪储存在身体内，连续几天如此，体重就会增加。相反，如果随食物摄入体内的能量较少，不足以维持身体能量消耗，那么亏空的能量将由体内原有的脂肪、肌肉等来弥补，连续几天如此，体重就会减轻。食物摄入的能量与身体消耗的能量大致相等，既没有剩余，也没有亏空，处于平衡状态，体重就保持不变。总而言之，成年人体重变化反映了进食总量（能量）是否合适。

建议有糖尿病患者的家庭常备电子体重秤（图2–2）。在早晨起床排便之后，吃早餐之前，穿轻薄或极少衣物，称量并记录体重。一般建议每周称量一次，酌情增加或减少次数也可以。值得注意的是，如果每天都称量体重，体重在一天内波动100克～500克也是正常的，因为体重会受到进食、出汗、饮水等因素的影响。

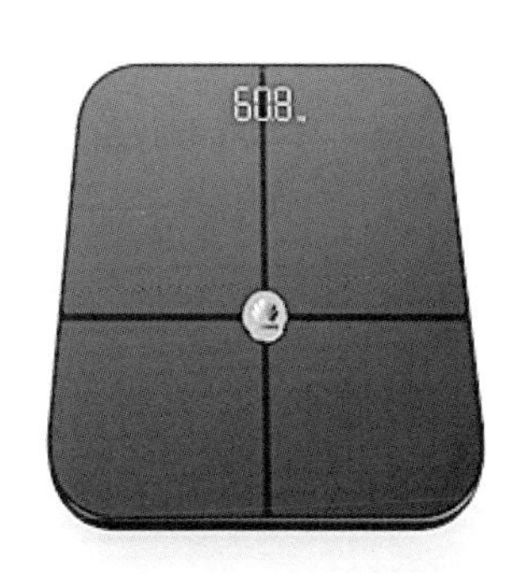

图2-2　电子体重秤

如果发现体重没有变化，无增也无减，则说明这段时间饮食总量（能量）是适宜的；如果发现体重增加，则说明这段时间饮食总量（能量）超过了能量消耗，要适当减少进食量，或增加运动量；如果发现体重减轻，则说明这段时间饮食总量（能量）不足，可能要适当增加一些（想减重的患者除外）。

必须指出，影响血糖和体重的不是食物的体积（常以毫升为单位），也不是重量（常以克为单位），而是能量（常以千卡为单位）。

与体积和重量不同，能量是看不见、摸不着的，经常不被人们认知。比如，同样是重量为100克的瘦猪肉、猪小排、五花肉、鸡翅和炸鸡翅，它们分别提供143千卡、278千卡、339千卡、240千卡和337千卡能量，相差很大。一个馒头（中等大小）提供220千卡能量，一个苹果（中等大小）提供130千卡能量。可见，重量相同或体积相同的食物，其能量却相差很大，对体重和血糖的影响也不同。对体重和血糖影响较大的几类食物见表2-1。

少吃主食，适度低碳

主食指米饭、粥、馒头、面条、面包、饼干、米粉、杂粮等谷类和杂豆类，以及土豆、红薯、芋头、山药等薯类。它们的共同特点是富含碳水化合物（主要是淀粉），能提供较多能量。淀粉消化吸收后变成葡萄糖，由此不难理解，主食对血糖和体重均有明显影响。调查表明，对大多数国人而言，主食类食物提供的能量要超过每日总能量摄入的50%。

管理血糖，尤其是降低餐后血糖，首先要控制主食，减少主食摄入量，增加粗杂粮比例（减少精制谷物）。减少主食摄入，是当下比较流行的饮食模式——低碳饮食的主要特点之一。低碳饮食被一些指南推荐用于糖尿病饮食管理，那什么是低碳饮食呢？

一般人群饮食建议的碳水化合物摄入量为总能量的45%～65%（这一比例在营养学上称为碳水化合物“供能比”），凡碳水化合物供能比低于45%的饮食均可称为低碳饮食。根据低碳程度不同，大致可分为三种，即“适度低碳饮食”（碳水化合物供能比为25% ~ 45%）、“低碳饮食”（碳水化合物供能比为10% ~ 25%）和“极端低碳饮食”（碳水化合物供能比低于10%，也叫“生酮饮食”）。以每天能量需要1800千卡为例，这三种低碳饮食的碳水化合物摄入量分别为115克／天 ~ 200克／天、45克／天 ~ 115克／天和低于45克／天。

目前在糖尿病饮食管理领域，上述三种不同程度的低碳饮食均有很多研究和应用，根据现有糖尿病指南的推荐和我国居民的饮食习惯（主食类食物较多），我们只推荐“适度低碳”，具体数量要根据患者身高、体重、活动强度和血糖情况来确定，还要分配到早、午、晚三餐和加餐中去。一般地，每一餐的碳水化合物摄入量不宜超过60克。

60克碳水化合物相当于多少主食呢？大约相当于80克大米或面粉（谷类中碳水化合物含量约为75%），做熟后大致是180克米饭或120克馒头。值得注意的是，虽然主食类食物是碳水化合物的主要来源，但并不是唯一来源，甜点或零食（淀粉、糊精、添加糖）和饮料（添加糖）等也含有很多碳水化合物，水果、奶类和蔬菜也含有少量的碳水化合物。因此，主食摄入量实际上还要减少一点儿，具体摄入量计算见第三章。

我们不推荐不吃任何主食的生酮饮食（极端低碳饮食），妊娠糖尿病、肾功能不全者尤其不能用。该种饮食不仅不允许吃谷类、薯类、杂豆类、甜食和饮料，连水果和奶类（天然含有乳糖）也限制食用，主张摄入大量脂肪，包括油脂（如椰子油、橄榄油等）和肉类、蛋类等高脂肪食物，脂肪供能比占 80% ~ 90%。此时机体被迫利用脂肪酸 β－氧化供能，糖供应不足进一步促进酮体（乙酰乙酸、β－羟丁酸和丙酮）生成，血液中酮体浓度大增，故名“生酮饮食”。生酮饮食可以降低血糖，但发生低血糖、酮症酸中毒、高血脂等不良反应的风险较高，如果一定要尝试的话，应在专业人员指导下进行。

选择低 GI 食物，多吃粗杂粮

众所周知，即使是在碳水化合物摄入量相同的情况下，吃杂粮饭、全麦馒头的餐后血糖也要比吃白米饭、白馒头等低一些。这主要是因为杂粮饭、全麦馒头的消化吸收速度较慢。一种食物，尤其是高碳水化合物（糖类）的食物，消化吸收越慢，则餐后血糖水平越低。营养学上用血糖生成指数（GI）或称升糖指数来描述一种食物对餐后血糖的影响。GI 越低，则消化吸收速度越慢，餐后血糖水平越低。

一种食物消化吸收速度的快慢、血糖生成指数的高低与很多因素有关，如膳食纤维含量、直链淀粉比例、水分含量、烹调方法、其他食物搭配等。一般地，GI < 55 为低 GI 食物，GI 在 55 ~ 70 之间为中等 GI 食物，GI > 70 为高 GI 食物。常见食物的 GI 数值见表 2-3 和表 2-4。几个大致的规律如下：

①全谷物／粗杂粮的 GI 普遍低于精制谷物。前者指糙米、全麦粉、燕麦、玉米、荞麦、青稞、高粱米、藜麦、红豆、绿豆、扁豆、芸豆等；后者指白米饭、白馒头、白粥、白面条、白面包、饼干等，GI 普遍较高。

②杂豆类（如红豆、绿豆、芸豆、扁豆等）的 GI 最低，是管理血糖的利器。比如，大米饭（精制粳米）的 GI 是 90，白馒头（富强粉）的 GI 是 88，燕麦片粥的 GI 是 55，荞麦面馒头的 GI 是 67，马铃薯（煮）的GI是66，而红小豆（煮）的GI是23.4，绿豆（煮）的 GI 是 27，芸豆的 GI 是 24。这些豆类需提前浸泡 8 小时以上，或购买预熟的杂豆产品，再与大米混合做杂豆饭或杂豆粥，可以降低GI。比如，红小豆粳米粥的 GI 是 73，红豆黑米饭的 GI 是 62.1，绿豆糙米饭的 GI 是 67.3。一般建议杂豆饭或杂豆粥中杂豆的比例要达到 1/3 以上。

③玉米和燕麦的 GI 比其他谷物低。玉米饼（GI 为 46)、玉米面粥（GI 为 50)、玉米糁粥（GI 为 51）都属于低 GI 食物，连甜甜的鲜玉米的 GI 也才 55，都适合糖尿病患者食用。燕麦饭的 GI 为 42、莜麦饭的 GI 为 49、燕麦片粥的 GI 为 55，也很适合糖尿病患者。不过，即食燕麦粥（GI 为 79)、混合燕麦片（GI 为 83）和市售玉米片（GI 为 79）属于高 GI 食物，不适合糖尿病患者食用。

④糯米、黄米等黏性较大的谷物 GI 较高，升血糖较快，不适合糖尿病患者食用。这是因为它们所含淀粉的分子结构比较特殊，支

链淀粉（顾名思义，就是链状分子结构中带有很多分支的淀粉）比例极高。支链淀粉分子间不紧密，有较多空隙，易糊化，升血糖较快。

⑤即食、速食、膨化、熬煮时间长等处理方式都会使食物 GI 升高，而原始的、粗糙的、简单加工或轻度烹调的食物 GI 相对较低。因此，要最大程度地选择新鲜、完整的食物取代深度加工的食物，最好少摄入添加糖及精制谷物。现在认为，加工食品中的精制淀粉和糖是肥胖和 2 型糖尿病面临的最大挑战之一。

⑥大多数水果 GI 较低，只有少数品种较高。苹果、梨、桃、杏、李子、樱桃、葡萄、柑、柚等 GI 较低（20 ~ 50），含糖量也不高（10% 左右），糖尿病患者可以经常食用（每天 200 克左右）。西瓜、菠萝、杧果、猕猴桃、香蕉、大枣等 GI 较高（50 ~ 72），糖尿病患者可以少量食用（每天 100 克左右）。水果最好作为加餐食用（在两餐之间或睡前吃，或者在运动前后吃），而不是随正餐食用，每天吃一次或两次，全天总量 100 克～ 200 克。

值得说明的是，表 2–3 和表 2–4 给出的食物 GI 值，以及网络上其他来源的食物 GI 值都不是绝对准确的，只能作为大致参考。同一种食物在不同的检测机构测定 GI 值有可能不同，甚至相差较大、互相矛盾。建议糖尿病患者参考食物 GI 值时，要结合血糖监测，看看吃哪些食物对自己的餐后血糖更友好。

表 2-3　谷类及其制品、豆类、薯类、淀粉制品和混合膳食的血糖生成指数（GI）

食物名称	GI	食物名称	GI
馒头（全麦粉）	82	玉米（鲜，甜，煮）	55
馒头（精制小麦粉）	85	玉米面（粗粉，煮）	68
馒头（富强粉）	88	玉米面粥	50
大米饭（籼米，糙米）	71	玉米糁粥	51
大米饭（粳米，糙米）	78	玉米饼	46
大米饭（籼米，精米）	82	玉米片（市售）	79
大米饭（粳米，精米）	90	玉米片（高纤维，市售）	74
大米粥	69	爆玉米花	55
* 粳米粥	102	燕麦饭（整粒）	42
米粉	54	莜麦饭（整粒）	49
* 米粉（干，煮）	61	燕麦麸	55
黏米饭（含直链淀粉少，煮）	88	燕麦片粥	55
速冻米饭	87	即食燕麦粥	79
糯米饭	87	燕麦片（混合）	83
大米糯米粥	65	小米（煮）	71
* 糙米饭	68	小米粥	60
米饼	82	* 小米饭（回热）	62.8
小麦（整粒煮）	41	* 小米饭（鲜热）	73.4
粗麦粉（蒸）	65	* 小米饭（冷藏）	74.5
面条（强化蛋白质，细，煮）	27	* 糯小米饭（鲜热）	105.3
面条（全麦粉，细）	37	* 糯小米饭（冷藏）	115.3
面条（白细，煮）	41	* 糯小米饭（回热）	121.8
面条（硬质小麦粉，细，煮）	55	黑米饭	55
线面条（实心，细）	35	黑米粥	42
通心面（管状，粗）	45	大麦（整粒煮）	25
面条（小麦粉，硬，扁粗）	46	大麦粉	66
面条（硬质小麦粉，加鸡蛋，粗）	49	黑麦（整粒煮）	34
面条（硬质小麦粉，细）	55	荞麦（黄）	54
面条（挂面，全麦粉）	57	荞麦面条	59

续表

食物名称	GI	食物名称	GI
面条（挂面，精制小麦粉）	55	荞麦方便面	53
油条	75	荞麦面馒头	67
烙饼	80	绿豆（煮）	27
印度卷饼	62	绿豆挂面	33
薄煎饼（美式）	52	蚕豆（五香）	17
意大利面（精制面粉）	49	扁豆	38
意大利面（全麦）	48	扁豆（红，小）	26
乌冬面	55	扁豆（绿，小）	30
全麦面包	74	扁豆（绿，小，罐头）	52
面包（未发酵小麦）	70	利马豆（棉豆）	31
白面包	88	利马豆（嫩，冷冻）	32
面包（全麦粉）	69	鹰嘴豆	33
面包（粗面粉）	64	鹰嘴豆（罐头）	42
面包（黑麦粉）	65	青刀豆	39
面包（小麦粉，高纤维）	68	青刀豆（罐头）	45
面包（小麦粉，去面筋）	70	豌豆	42
面包（50% ~ 80% 碎小麦粒）	52	黑马诺豆	46
面包（75% ~ 80% 碎大麦粒）	34	四季豆	27
面包（50% 大麦粒）	46	四季豆（高压处理）	34
面包（80% ~ 100% 大麦粉）	66	四季豆（罐头）	52
面包（黑麦粒）	50	芸豆	24
面包（45% ~ 50% 燕麦麸）	47	* 小黑豆（煮）	19
面包（混合谷物）	45	面包（80% 燕麦粒）	65
新月形面包	67	* 红小豆（常压烹调）	23.4
棍子面包	90	* 红小豆（高压烹调）	25.9
燕麦粗粉饼干	55	* 黑眼豆	42
油酥脆饼干	64	* 小黑豆粳米粥	67
小麦片	69	* 红小豆粳米粥	73
小麦饼干	70	* 红豆黑米饭	62.1

续表

食物名称	GI	食物名称	GI
饼干（小麦片）	69	* 燕麦黑米饭	65.8
大米（即食，煮 1 分钟）	46	* 绿豆糙米饭	67.3
大米（即食，煮 6 分钟）	87	二合面窝头（玉米面 + 面粉）	65
苏打饼干	72	黄豆（浸泡）	18
华夫饼干	76	黄豆（罐头）	14
香草华夫饼干	77	黄豆挂面（有面粉）	67
膨化薄脆饼干	81	豆腐（炖）	32
闲趣饼干（达能）	47	豆腐（冻）	22
牛奶香脆饼干（达能）	39	豆腐干	24
酥皮糕点	59	马铃薯	62
比萨饼（含乳酪）	60	马铃薯（煮）	66
汉堡包	61	马铃薯（烤）	60
* 巧克力架	49	马铃薯（蒸）	65
* 士力架	55	马铃薯（用微波炉烤）	82
* 月饼	56	马铃薯（烧烤，无油脂）	85
* 蛋挞	90	马铃薯泥	87
* 布丁	44	马铃薯粉条	13.6
* 黑豆	20	马铃薯片（油炸）	60
* 绿豆沙	54	* 龟苓膏	47
* 星洲炒米粉	54	炸薯条	60
* 炒河粉	66	甘薯（山芋）	54
* 江西米线（煮 8 分钟）	56	甘薯（红，煮）	77
* 马拉糕	61	藕粉	33
* 水煎包	69	苕粉	35
* 咸肉粽子	69	粉丝汤（豌豆）	32
* 萝卜糕	77	* 绿豆粉丝	28
* 扬州炒饭	80	蒸芋头（毛芋）	48
* 猪肠粉	81	* 煮芋头	53
* 蒸肠粉	89	山药（薯蓣）	51

续表

食物名称	GI	食物名称	GI
* 糯米鸡	106	* 莲子（常压烹调）	41.1
* 山药糕	85	* 莲子（压力烹调）	47.6
* 荷叶蒸米糕	83	* 莲子（烘烤打粉冲糊）	68.6
* 红豆沙	75	* 薏米（常压烹调）	55
		* 薏仁（常压烹调）	80.7
		* 薏仁（压力烹调）	88.3
混合膳食			
馒头 + 酱牛肉	49	米饭 + 红烧肉	73
馒头 + 芹菜炒鸡蛋	49	米饭 + 鱼	37
馒头 + 黄油	68	米饭 + 芹菜 + 猪肉	57
饼 + 鸡蛋炒木耳	48	米饭 + 蒜苗	58
饺子（三鲜）	28	米饭 + 蒜苗 + 鸡蛋	68
包子（芹菜猪肉）	39	猪肉炖粉条	17
硬质小麦粉肉馅馄饨	39	牛奶蛋糊（牛奶 + 淀粉 + 糖）	43
牛肉面	89	* 米饭 + 纳豆	56
* 牛肉馅饼	45	* 紫菜饭卷	77
* 红枣大米粥	85	* 米饭 + 酱汤	61
* 米饭 + 全脂奶 100 毫升（同时吃）	48	* 米饭 + 低脂奶 100 毫升（同时吃）	69
* 米饭 + 酸奶 100 毫升（先喝酸奶）	59	* 寿司	52
* 咖喱饭	67		

注：不带 * 数据摘自杨月欣主编的《中国食物成分表标准版》（第 6 版第一册），北京大学医学出版社，2018 年 8 月出版；带 * 数据摘自范志红主编的《详解孕产妇饮食营养全书》，化学工业出版社，2017 年 4 月出版。

表 2-4　常见水果、蔬菜和乳类的血糖生成指数（GI）

食物名称	GI	食物名称	GI
水果			
苹果	36	猕猴桃	52
梨	36	柑（橘子）	43
桃	28	* 橙	43
桃（罐头，含果汁）	30	柚	25
桃（罐头，含糖浓度低）	52	巴婆果	53
桃（罐头，含糖浓度高）	58	菠萝	66
杏干	31	杧果	55
杏干（国产）	56	芭蕉（甘蕉、板蕉）	53
李子	24	香蕉	52
樱桃	22	香蕉（生）	30
葡萄	43	西瓜	72
葡萄（淡黄色，小，无核）	56	哈密瓜	70
葡萄干	64	* 海枣	42
* 葡萄干（新疆）	56	* 红枣干	55
* 桃干	35	* 红枣干（蒸）	65
* 木瓜	59	* 红枣干（炖）	56
* 草莓	40	* 无花果干	71
蔬菜			
南瓜（倭瓜、番瓜）	75	芹菜	15
胡萝卜（金笋）	71	黄瓜	15
胡萝卜（煮）	39	茄子	15
甜菜	64	鲜青豆	15
雪魔芋	17	莴笋（各种类型）	15
朝鲜笋	15	生菜	15
芦笋	15	青椒	15

续表

食物名称	GI	食物名称	GI
绿菜花	15	西红柿	15
菜花	15	菠菜	15
乳类			
牛奶	27.6	酸奶（加糖）	48
牛奶（加糖和巧克力）	34	酸奶（水果）	41
牛奶（加人工甜味剂和巧克力）	24	酸乳酪（普通）	36
全脂牛奶	27	酸乳酪（低脂）	33
脱脂牛奶	32	酸乳酪（低脂 + 人工甜味剂）	14
低脂奶粉	11.9	* 全脂豆奶	40
老年奶粉	40	低脂豆奶	44

注：不带 * 数据摘自杨月欣主编的《中国食物成分表标准版》（第 6 版第一册），北京大学医学出版社，2018 年 8 月出版；带 * 数据摘自范志红主编的《详解孕产妇饮食营养全书》，化学工业出版社，2017 年 4 月出版。

餐餐都要有蛋白质食物

蛋白质食物指鱼虾、肉类、蛋类、奶制品和大豆制品（豆腐、豆浆）等，它们富含优质蛋白质，也提供维生素和矿物质，如钙、铁、锌、维生素 A、B 族维生素等。蛋白质不但是最重要的营养素，是保障人体健康的基础，而且蛋白质不升高餐后血糖。把蛋白质食物与主食类食物搭配食用时，还会降低整餐的餐后血糖。因此，每一餐都应该有一两种蛋白质食物。一般地，早餐可以通过奶制品、蛋类、大豆制品等提供优质蛋白质，午餐和晚餐可以通过畜禽肉类、鱼虾类、蛋类、大豆制品等提供蛋白质，加餐则可通过奶类、坚果类等提供蛋白质。

从满足人体营养需要的角度，成年人按 1 克 / 千克体重标准，每天摄入 55 克～ 65 克蛋白质即可。大多数城市成年居民（生活条件较好）饮食中实际摄入的蛋白质都超过这一数量，大约为 1.2

克／千克体重。糖尿病患者宜适度降低碳水化合物供能比例，增加蛋白质摄入量，建议达到 1.2 克／千克体重～ 1.5 克／千克体重。不过，糖尿病肾病肾功能不全的患者每日蛋白质不要吃这么多，以 0.8 克／千克体重～ 1.0 克／千克体重为宜。

在选择蛋白质食物时，奶类（牛奶、酸奶、奶粉等）不可或缺，是钙的最好来源，每天应饮 300 毫升奶或相当量的奶制品。鱼虾类优于畜禽肉类，与畜禽肉类相比，鱼类易于消化，脂肪含量较低，饱和脂肪更少，且含有两种很独特的长链多不饱和脂肪酸 DHA 和 EPA（又称 ω－3 脂肪酸），平均每天可摄入 50 克或更多。不要吃加工肉类，如腌肉、烟熏肉、火腿、香肠、培根等，它们已经被世界卫生组织归为 I 类致癌物（致癌作用明确），一般红肉（猪肉、牛肉、羊肉等）是Ⅱ a 级致癌物（有可能致癌），也要少吃（平均每天不宜超过 50 克），建议用禽肉类（鸡、鸭、鹅等）代替大部分红肉。普通人每天可以吃一两个鸡蛋，但糖尿病患者，尤其是合并血脂异常者，平均每天只能吃一个鸡蛋。大豆一般指黄豆，常见大豆制品有豆腐、豆浆、豆腐干、豆腐卷、干豆腐、腐竹、纳豆等，建议每天吃一两次（与坚果类合计 25 克～ 35 克干大豆或相当量大豆制品）。

对糖尿病肾病患者，过去曾要求采取低蛋白质饮食（＜ 0.8 克／千克体重），但现在的建议是无须低蛋白质饮食，因为有研究证实，糖尿病肾病患者不能从低蛋白质饮食中获益。美国糖尿病协会

2019年糖尿病诊疗标准给出建议，糖尿病肾病患者每天保持正常的蛋白质摄入（0.8克／千克体重）即可。《中国糖尿病肾脏疾病防治临床指南（2021年版）》也给出相同的建议。当然，糖尿病肾病可能不宜高蛋白饮食（＞1.2克／千克体重）。因患者病情往往比较复杂，还要结合其他治疗措施，蛋白质食物的摄入量要遵医嘱或找营养师咨询。

多吃蔬菜，增加膳食纤维摄入

蔬菜基本不含糖，不仅营养价值高，人人需要，而且有助于降低餐后血糖水平。例如，大米饭（籼米）GI 为 82，大米饭与炒蒜苗一起吃则 GI 为 58。糖尿病患者每餐都要多吃一些蔬菜，全天要超过 500 克，特别是要多吃绿叶菜（如韭菜、菠菜、油菜、莜麦菜等）、嫩茎类（如蒜薹、芹菜、菜心、芥蓝等）、花菜类（如西蓝花、菜花等）、茄果类（如西红柿、青椒、茄子等）和菌藻类（如香菇、木耳、海带等）。

多吃蔬菜有助于抑制餐后血糖升高，主要是因为蔬菜含有膳食纤维。膳食纤维是一大类非常特殊的营养素，包括纤维素、半纤维素、果胶、树胶、木质素、抗性淀粉、低聚糖等多个成员。它们全部来源于植物性食物，即蔬菜、水果、谷类、薯类和豆类等，动物性食物如鱼、肉、蛋、奶等基本不含膳食纤维。膳食纤维的基本特点是在小肠内无法被消化吸收，在大肠内可以被细菌发酵利用，从而发挥生理功能。

膳食纤维在小肠内不能被消化吸收，而且会干扰葡萄糖的吸收，具有降低餐后血糖的作用。这一点已经被国际食品法典委员会（CAC）确认。该组织在2004年指出，膳食纤维至少具有以下生理功能：增加粪便体积，软化粪便，刺激结肠内的细菌发酵，降低血液中总胆固醇和（或）低密度脂蛋白胆固醇的水平，降低餐后血糖和（或）胰岛素水平。

膳食纤维对糖尿病的好处，要从以下四方面加以认识。第一，高膳食纤维饮食可通过延缓胃排空（即在胃内停留时间长）、缩短肠转运时间（即在小肠内停留时间短）、在小肠内形成凝胶（干扰葡萄糖吸收）等作用而使糖的吸收减慢，降低餐后血糖。第二，膳食纤维（吸水后）体积大，在胃肠中占据空间较大，使人有饱腹感，有利于糖尿病患者控制能量摄入或减轻饥饿感。第三，膳食纤维可降低血液胆固醇，预防糖尿病患者出现高血脂、高血压等心脑血管系统并发症。第四，膳食纤维可增加粪团体积，刺激肠蠕动，可防治糖尿病患者常出现的便秘症状。此外，某种食物膳食纤维的含量与它的GI高低有直接关系。一般地，膳食纤维含量越高，则GI越低。

除膳食纤维外，新鲜蔬菜，尤其绿叶蔬菜还是钾的重要来源。增加钾摄入有助于降低血压。根据世界卫生组织建议，每天摄入钾3510毫克～4680毫克，降低血压的幅度最大。因此，合并高血压的糖尿病患者要吃更多新鲜蔬菜，建议每天吃 1000 克新鲜蔬菜（大约提供 2000 毫克钾），要做到每餐的每一个菜肴都有新鲜蔬菜，把新鲜蔬菜当零食吃。另外，芹菜、胡萝卜、小白菜、莜麦菜等蔬菜榨成的蔬菜汁也能很好地保留钾。

需要提醒的是，糖尿病肾病出现肾功能不全时，可能会有高血钾，这时不宜大量摄入高钾蔬菜，具体要求可咨询医生或营养师。

进食种类要复杂，顺序要调整

我们在实践中发现，不少糖尿病患者这也不敢吃，那也不敢吃，以为吃得越简单、越少，则血糖越低。其实并非如此。单独吃一两个包子或一碗面条的餐后血糖反而较高，因为这些成分单调的食物消化吸收速度很快（不“扛饿”），餐后血糖升高较快。相反，正餐食物种类多一些，如至少包括粗细搭配的主食、一两种蛋白质食物和两三种蔬菜，有助于获得较低的餐后血糖，因为复杂组合的食物相对消化吸收较慢。比如，糖尿病患者吃面条，面条中一定要放肉类、蛋类或大豆制品、较多蔬菜（不少于面条重量）和烹调油，切忌吃简单的阳春面。

众所周知，食物要多样化是健康饮食的基本原则。但在现实生活中，很多人食谱很单调，做不到每餐至少 5 种的食材、每天至少 12 种的食材（不算烹调油和调味料）、每周 25 种左右的食材。这经常是一种习惯性单调，与家庭经济条件无关。每餐食物多样化不但营养更全面，而且对餐后血糖更友好，糖尿病患者应该持之以恒地吃“复杂”搭配，避免食材单调。

正餐除了要注意食物多样化，还要注意进餐顺序。大多数人的进餐顺序是先从米饭、馒头等主食开始吃，搭配蔬菜或肉蛋类菜肴，但这种进餐顺序对餐后血糖并不友好。有一个很有意思的人体试验，由新加坡学者在2019年美国营养学会年会上报告，他们发现同样一组食物（一碗米饭、一盘绿叶蔬菜和几块鸡肉）按照不同顺序进餐后对血糖的影响不同。其中，先吃蔬菜再吃鸡肉最后吃米饭，餐后血糖波动最小；先吃鸡肉再吃蔬菜和米饭，或者先吃蔬菜再吃鸡肉和米饭，餐后血糖波动也较小；而先吃米饭再吃蔬菜和鸡肉，餐后血糖波动最高；同时吃蔬菜、肉和米饭，餐后血糖波动第二高。除了血糖，研究者还检测了试验对象的胰岛素、促胰岛素释放肽（GIP）和胰高血糖素样肽-1（GLP-1），也支持先吃蔬菜和肉后再吃米饭更有利于糖代谢的结论。

类似结论的试验研究不止这一个。不要先吃主食，要先吃蔬菜或肉蛋类，后吃主食，这样的进餐顺序对餐后血糖更友好。中国营养学会《中国2型糖尿病膳食指南（2017）》也建议，先吃蔬菜后吃肉类和主食的进食顺序可降低餐后血糖波动，长期坚持，还可使糖尿病患者餐后血糖及糖化血红蛋白水平显著降低。

戒糖，少盐

添加糖、食盐和食用油看似不起眼，但对健康影响很大，对血糖、血压和血脂的影响尤其大。

添加糖指人为地添加到面包、饼干、饮料、甜食、糕点、小零食等各种加工食品以及菜肴中的蔗糖（白砂糖）、葡萄糖、糖浆等，但不包括水果中天然含有的糖。水果虽然含有糖，但因为有其他有益成分，所以是有益健康的食物，但果汁的营养价值要比水果差很多。研究证实，摄入过多添加糖会增加患肥胖、2型糖尿病、血脂异常、高血压和心血管疾病的风险。按照世界卫生组织的建议，普通人每天摄入的添加糖最多不超过50克，最好不超过25克。糖尿病患者不宜摄入添加糖。

值得注意的是，白糖、红糖、砂糖、冰糖等，全是蔗糖，均对血糖不利；蜂蜜也是糖，不适合糖尿病患者食用；很多声称“无蔗糖”的食品含有麦芽糊精、果葡糖浆等，也不适合糖尿病患者。但真正的“无糖食品”（碳水化合物≤ 0.5%），如零度可乐、无糖苏打水、无糖茶饮料等是可以的，此类产品添加的非糖甜味剂对糖尿病患者既没有害处，也没有益处。当然，最推荐的做法是不喝任何甜饮料（包括含糖的和含甜味剂的），直接喝白水。如果一定要喝带甜味的饮料，无糖饮料比含糖饮料对血糖更友好一点儿。

糖尿病患者应遵循低盐饮食原则，每天食盐摄入量不超过 5 克（或钠摄入量不超过 2000 毫克）。当合并高血压或肾病时，食盐摄入量要进一步降低到每天 2 克～ 3 克。经验表明，仅靠吃淡一些，很难做到低盐饮食，建议烹调时使用定量盐勺控制食盐添加量，一勺（2 克）食盐，大致是一个人一餐的用量。定量 2 克的盐勺在很多超市和网店均有出售。

强烈推荐糖尿病患者选用低钠盐。低钠盐又叫“低钠高钾盐”，在生产时用一部分（大约 30%）氯化钾代替氯化钠，其咸度和普通盐差不多，所以烹饪时添加盐量不变，却可以减少钠的摄入量。高钾对血压和心血管健康十分有益，但肾功能不全、高血钾的患者不宜摄入低钠高钾盐。

糖尿病患者要特别注意隐性食盐。隐性食盐指酱油、大酱、味精（谷氨酸钠）、鸡精、面碱（碳酸钠）、小苏打（碳酸氢钠）、海米、虾皮、菜汤、咸菜、榨菜、腌制食物等加了很多盐的调料或食物，它们都含有很多盐或钠，只能代替食盐少量食用。比如，5 毫升～6毫升酱油含有1克盐，5克味精中钠含量相当于1克食盐。有些加工食品，如火腿肠、饼干、面包、方便面、挂面、牛肉干、海苔、鱿鱼丝等，它们或许没有明显咸味，但钠含量却不低，这是因为它们在加工过程中添加了各种含钠的化合物，属于“高钠食品”，糖尿病患者应少吃或不吃。

少吃“坏油”，多吃“好油”

食用油指在烹调时使用的油（烹调油）和加工食品中添加的油脂，它们是人体膳食主要能量来源之一，对体重、血糖和血脂均有重要影响。众所周知，油多有害健康，少油（每天 25 克或 30 克）是健康饮食的基本要求，但实际上，吃什么油（种类）可能比吃多少油（数量）更重要。不同油脂的脂肪酸构成不同，加工方式不同，对健康的影响截然不同。目前认为，反式脂肪酸对健康危害最大，饱和脂肪酸次之，而不饱和脂肪酸无害（但总量不宜过多，且 ω-3 和 ω-6 多不饱和脂肪酸比例要平衡）。

反式脂肪酸不但毫无营养价值，过多摄入还会增加血液胆固醇含量，特别是“低密度脂蛋白胆固醇”（LDL-C，即“坏”胆固醇）的含量。有充分的证据表明，反式脂肪酸会增加高血压、高血脂、冠心病、脑卒中、糖尿病等慢性病风险。早在 2003 年，世界卫生组织就建议，饮食中反式脂肪酸的供能比应低于1%（大约每天2克）。

反式脂肪酸在天然食物中并不多见，但存在于很多加工食品中，比如油炸食品、饼干、起酥面包、酥饼、蛋黄派、点心、蛋糕、烘焙食品、冰激凌、人造黄油、植脂末等。这些加工食品添加的油脂通常是一种经过特殊处理（氢化）的植物油。此类氢化植物油口感好、保质期长、耐高温油炸、能起酥、成本较低，深受餐饮业和食品加工业欢迎，但在氢化处理过程中，会产生含量不等的反式脂肪酸。在超市选购加工食品时，要注意食品标签配料表中有没有“氢化油”“起酥油”“精炼植物油”等字样，也可以看营养成分表中反式脂肪含量，很多食品都会标注反式脂肪含量为“0”，这并不代表没有反式脂肪，而是反式脂肪含量＜0.3%。根据相关国家标准，食品中反式脂肪含量＜0.3%就可以标注为“0”。

饱和脂肪的营养价值较低，过量摄入对血脂、血压、心脏均有害处。世界卫生组织建议，要将饱和脂肪减至总能量摄入的10%以下。猪油、黄油、奶油等动物油，以及棕榈油、椰子油和上述氢化油、起酥油等都含有较多饱和脂肪。棕榈油、椰子油与氢化油一样，很少用于家庭烹调，但广泛用于餐饮业和食品加工业，消费者要当心。

家庭烹调应该以植物油为主，而且要多样化，即交替食用或混合食用多种植物油。市面上有各种植物油，大致可以分为三大类。第一类是最常见的大豆油、花生油、玉米油、菜籽油、葵花子油等，亚油酸含量很高；第二类是橄榄油、油茶籽油（茶油）、高油酸菜籽油、芥花油等，以油酸为主要成分；第三类是亚麻籽油（亚麻油）和紫苏油等，亚麻酸含量很高。在食用油多样化的前提下，相比第一类食用油，第二类和第三类食用油更值得推荐。油酸对血糖有益，还能降低总胆固醇、低密度脂蛋白胆固醇（LDL）和甘油三酯，提升高密度脂蛋白胆固醇（HDL），防治血脂异常和动脉粥样硬化。亚麻酸及其代谢产生的EPA、DHA等对血脂和大脑功能很有益处。因此，富含油酸的橄榄油、茶油、高油酸菜籽油等，以及富含亚麻酸的亚麻油、紫苏油等都是值得提倡的好油。

家庭烹调时，可根据不同烹调方法选用不同的植物油。比如，凉拌菜肴选用亚麻油、特级初榨橄榄油、核桃油、芝麻油、紫苏油等“娇嫩”的植物油；煲汤、蒸煮、做馅等（烹调温度在100℃左右）选用初榨橄榄油、亚麻油、核桃油、葡萄籽油等怕高温加热的植物油；炒菜则选用精炼橄榄油、茶籽油、高油酸菜籽油、花生油、大豆油、玉米油、葵花子油等不怕高温加热的植物油。

定时定量，“3+1”或“3+2”

研究表明，在一日食物总量（总能量）不变的前提下，一日四餐或五餐往往比一日三餐更有利于控制餐后血糖。这是因为餐次增加以后，每餐摄入的糖类就减少了，餐后血糖会保持在相对较低的水平。我们建议糖尿病患者每天至少要保证三次正餐（早餐、午餐和晚餐）和一次加餐，即“3+1”模式，最好能按三次正餐和两次加餐（“3+2”模式），或者三次正餐和三次加餐（“3+3”模式）来合理安排饮食。必须强调每日食物总量不能因为餐次增多而增加，否则就适得其反了。

除了增加餐次外，定时定量进餐也非常重要。每天在相对固定的时间点进餐有助于稳定血糖，比如早餐在6：30左右，上午加餐在9：30左右，午餐在12：00左右，晚餐在18：00左右，晚加餐在20：30左右（如果入睡比较晚的话）。不同的人进餐时间不一样，会有早有晚，但要相对固定，很多时候还要与降糖药配合，不能随意想早吃就早吃，想晚吃就晚吃，进餐时间没有规律不利于血糖稳定。定量进餐也是同样的道理，每天每餐的进食量要相对固定，不可饥一顿饱一顿。普通人进餐时间和进食量可以相对随意一些，因为胰岛素能起到很好的调节作用，但糖尿病患者胰岛素调节功能障碍，不能随意进食。

一般来说，加餐的进食量要少于正餐，建议加餐要“分担”一些含碳水化合物的食物，如水果、牛奶、酸奶甚至主食类，但务必选用低 GI 食物，或者通过不同食物搭配降低 GI。

要喝茶或咖啡，不要饮酒、喝饮料

茶

虽然有人说喝茶能降血糖，甚至还说用茶水做米饭可以降低血糖，但这种说法并不科学，没有证据支持。想通过大量喝茶来降低血糖的努力通常是徒劳的。不过，这并不意味着喝茶对糖尿病无益。茶叶中含有蛋白质、脂肪、碳水化合物、多种维生素和矿物质等营养素。不过，溶于茶水中的营养素并不多，更不含糖类，对血糖几乎没有影响。茶水含大量植物化学物质，如茶多酚、茶色素、茶氨酸、生物碱（如咖啡因）、芳香物质、皂苷等，这些有益成分可以充分溶解在茶水中。喝茶对糖尿病的益处主要是预防并发症，有大量研究显示，与不饮茶者相比，每天喝茶的人发生心肌梗死和脑卒中的风险较低。喝茶还有助于降低冠心病、糖尿病、老年痴呆风险，改善血脂和尿酸水平。建议一般成年人适量饮茶，每月茶叶消耗量为 50 克～ 250 克，绿茶为佳，红茶效果要差一些 [中华预防医学会《中国健康生活方式预防心血管代谢疾病指南（2020）》]。

咖啡

除了喝茶，每天喝 3 ～ 5 杯咖啡（以咖啡因计不超过 400 毫克／天）也是健康生活方式的一部分（美国农业部《2005 美国膳食指南》）。大多数人喝咖啡首先是为了获取可以提神的咖啡因，但咖啡并不只是咖啡因的载体，它还含有脂肪、蛋白质、碳水化合物、矿物质（钾、镁）、膳食纤维、绿原酸、单宁、生物碱和维生素等数十种成分。这些成分构成了咖啡有益健康的基础。研究表明，喝咖啡能降低心血管疾病风险、预防糖尿病、降低患肿瘤风险、降低总死亡率、改善认知功能、保护肝脏等。像茶水一样，喝一杯美式咖啡（纯咖啡，不加糖或奶等）几乎不增加能量摄入，不影响血糖和体重。不过，那种加奶又加糖的咖啡或咖啡饮料就另当别论了，会影响血糖和体重。此外，不同的人对咖啡因的敏感性有很大差异，有些人喝一点点咖啡就感觉很明显，有时会影响睡眠。患有胃溃疡的人要少喝咖啡，因为咖啡会促进胃液分泌。

酒

酒精只有能量（热量），没有任何营养价值，所以在营养学上称之为“空热”。酒精大部分（90%以上）在肝脏代谢，代谢过程是：乙醇（酒精）→乙醛→乙酸→二氧化碳和水。酒精本身不会转化为血糖，也几乎不会转化为脂肪，但大多数啤酒、红酒中含有糖类（干啤、干红除外），会影响血糖和体重。饮酒还经常伴随较多菜肴摄入，导致血糖升高和肥胖，尤其是腹型肥胖，即脂肪堆积在腰腹部，俗称“啤酒肚”。并非只有喝啤酒才有这种结果，针对25万中国成年人的调查表明，白酒、红酒等造成腹型肥胖的效果比啤酒有过之而无不及。

众所周知，过量饮酒会直接损害肝细胞，导致肝功异常（转氨酶升高）、脂肪肝、肝纤维化和肝硬化，并增加患肝癌的风险。饮酒还会增加食管癌、胃癌、乳腺癌、大肠癌、口腔癌，咽癌和喉癌的风险，每天饮酒两三杯或更多时，致癌风险更大。世界卫生组织早就把酒精列为I类致癌物（致癌作用明确）。因此，建议糖尿病患者不要饮酒，一定要饮酒时每天酒精不超过25克（男性）和15克（女性）。25克酒精大致相当于啤酒750毫升、葡萄酒250毫升、高度白酒50克、低度白酒75克。15克酒精相当于啤酒450毫升、葡萄酒150毫升、低度白酒50克、高度白酒30克。

值得注意的是，啤酒的GI是很高的。一项由悉尼大学研究者发表于英国营养学杂志的研究发现，有些啤酒GI非常高，比如比尔森啤酒（pilsener beer）的GI高达89，超过白米饭或白馒头。这主要是因为啤酒含有麦芽糖（4% ~ 5%），麦芽糖消化吸收速度很快，GI很高。

饮料

含糖饮料比酒类对血糖的影响更坏。含糖饮料几乎没有营养价值，添加糖会增加胰岛细胞负担，是最差的补水方式。糖尿病患者不应该喝含糖饮料，如果一定要喝饮料，建议选择无糖饮料（碳水化合物含量＜0.5%），即近年流行的“零度”“零卡”饮料等。这些饮料用人工甜味剂代替糖，人工甜味剂不升高血糖，也极少提供能量，不影响体重，对糖尿病患者是安全的。当然，无糖饮料也同样没有什么营养价值。推荐糖尿病患者多喝白水，白开水或瓶装白水均可。每天补水2000毫升左右，应少量多次地主动饮用。

读懂食品标签，关注能量和碳水

几乎人人都购买过加工食品，但认真看食品标签的并不多。食品标签提供给消费者的信息非常有用，尤其是配料表、营养成分表、营养声明等与营养有关的信息，能“透露”加工食品的营养价值和品质。糖尿病患者一定要关注加工食品的配料表和营养成分表。

配料表

配料表也称“配料”“原料”或“原料与辅料”等，列出的是在加工食品时使用的并存在于产品中的任何物质，包括食品添加剂。根据我国相关标准的要求，各种配料要以加入量比例由多到少（递减顺序）排列。也就是说，排在第一位的加入量最多，排在第二位的加入量第二多，以此类推。但加入量小于2%的原料（多数指食品添加剂）可以例外，不必再遵循递减顺序，一一列出即可。下面我们一起来解读一下某品牌蛋黄派的配料表：

小麦粉、白砂糖、鸡蛋、精炼植物油、奶粉、代可可脂、可可粉、乳清粉、低聚糖、葡萄糖浆、山梨糖醇、食用盐、食用碳酸钙、大豆磷脂（由转基因大豆加工制成）、膨松剂、乳化剂、增稠剂、脱氢醋酸钠、山梨酸钾、朗姆酒、食用香精、核黄素、焦亚硫酸钠、胭脂红、紫草红、β－胡萝卜素、丙酸钙、抗氧化剂。

从该类蛋黄派的配料表可以看出，它以小麦粉（面粉）和白砂糖为主要原料，还含有相对较少的鸡蛋、植物油和奶粉等几种天然原料。更多种类的原料是食品添加剂，有20余种，包括甜味剂、乳化剂、防腐剂、增稠剂、色素、香精等。总体看来，这是一款高糖、高脂、高添加的超加工食品，营养价值很低。

在解读加工食品配料表时，糖尿病患者应重点关注各种糖类，如白砂糖、葡萄糖、麦芽糖（饴糖）、果葡糖浆、麦芽糖浆、糊精、淀粉等。这些添加糖或精制碳水化合物基本上没什么营养价值，也不利于管理血糖和体重。有些无糖或低糖食品会使用人工甜味剂，如木糖醇、麦芽糖醇、赤藓糖醇、三氯蔗糖、甜蜜素、糖精（钠）、阿斯巴甜、安赛蜜、甜菊糖苷、罗汉果甜苷等，这些添加剂虽然没有什么营养价值，但对糖尿病患者是安全的。其他食品添加剂也是如此，只要合理合规地使用，都是安全的。

除各种糖类外，还要注意配料表中的各种油脂，如植物油、精炼植物油、氢化植物油、植物起酥油、植物黄油（奶油）、棕榈油、椰子油等。这些油脂要么含较多反式脂肪，要么含较多饱和脂肪，要么兼而有之，对血脂不利。另外，配料表中含钠的化合物，包括食盐（氯化钠）、苯甲酸钠、磷酸钠、碳酸氢钠、谷氨酸钠、亚硝酸盐、异维生素 C 钠等。这些含钠化合物作用不一，但都对防治高血压不利。

营养成分表

营养成分表是食品标签上关于该食品主要营养成分的说明，因为必须以表格的形式出现，所以称为营养成分表，其基本格式见表 2–5，主要包括能量、蛋白质、脂肪（有些还标注“反式脂肪酸”和“饱和脂肪酸”等）、碳水化合物（有些还标注“糖”和“膳食纤维”）和钠。

表 2-5 某品牌饼干的营养成分表

项目	每 100 克（g）含量	营养素参考值 %（NRV%）
能量	2031 千焦（kJ）	24%
蛋白质	8.0 克（g）	13%
脂肪	21.6 克（g）	36%
碳水化合物	62.9 克（g）	21%
钠	518 毫克（mg）	26%

在上述营养成分表中，“每100克（g）含量”一项标注的是该食品中能量和营养素的绝对含量，即每100克该种饼干提供能量2031千焦（kJ）、蛋白质8.0克、脂肪21.6克、碳水化合物62.9克、钠518毫克。需要提醒大家的是，有些产品营养成分的绝对含量不是以100克计算的，而是以“每袋”“每罐”“每粒”或“每15克”计算的。“营养素参考值%（NRV%）”一项标注的是该食品中能量和营养素的相对含量，即它们达到“营养素参考值（NRV）”的百分比。营养素参考值（NRV）是专门用于食品营养标签的一套参考数据，大致可以理解为普通人每天能量和营养素的合理摄入量。

糖尿病患者应重点关注“能量”和“碳水化合物”（包括“糖”和“膳食纤维”，如果有的话）含量，这两项对血糖影响最大。一般地，100克食物的能量超过1680千焦（400千卡），该食物就属于“高能量食品”，对体重和（或）血糖的压力较大，只能少吃或不吃。上述饼干每100克含能量2031千焦，是典型的高能量食品，其碳水化合物（配料表中有添加糖，但未标注具体含量）含量为62.9克，不适合糖尿病患者食用。绝大多数饼干、面包、方便面、酥饼等加工食品都属于精制谷物，还添加糖，均不适合糖尿病患者食用。

如果合并高血压，糖尿病患者还要注意加工食品中的“钠”含量，少吃或不吃高钠食品。“高钠食品”指固体食物中钠含量超过600毫克/100克或高于30%NRV（营养素参考数值），液体食物中钠含量超过300毫克/100克或高于15%NRV。上述饼干钠含量为

518 毫克 /100 克，营养素参考值 %（NRV%）为 26%，不属于（但接近）高钠食品。

如果合并血脂异常，糖尿病患者还要注意加工食品中的“脂肪”含量，少吃或不吃高脂肪食品。“高脂肪食品”指固体食物中脂肪含量超过 18 克 /100 克或高于 30%NRV（营养素参考值），液体食物中脂肪含量超过 9 克 /100 克或高于 15%NRV。上述饼干脂肪含量为 21.6 克 /100 克，营养素参考值 %（NRV%）为 36%，属于高脂肪食品，合并血脂异常的糖尿病患者尤其不能吃。

餐后别静坐，多活动

身体活动（运动）对糖尿病患者有四方面的益处：第一，身体活动有助于降低血糖；第二，身体活动有助于减肥和维持适宜的体重；第三，身体活动可改善胰岛素敏感性；第四，身体活动有利于控制炎症、预防心血管并发症和维持心理健康等。因此，身体活动在 2 型糖尿病的管理中占有重要地位。

像饮食一样，身体活动对血糖水平有直接影响。身体活动时肌肉收缩会直接消耗葡萄糖，促使血糖水平下降。大多数糖尿病患者应积极开展身体活动，并把身体活动作为治疗措施的一部分，长期坚持下去。但剧烈身体活动会造成血糖波动，并增加心脏、肾脏等代谢负担。《中国 2 型糖尿病防治指南（2020 年版）》建议，空腹血糖 >16.7mmol/L，反复低血糖或血糖波动较大，有 DKA（糖尿病酮症酸中毒）等急性代谢并发症，合并急性感染、增殖性视网膜病变、严重肾病、严重心脑血管疾病（不稳定性心绞痛、严重心律失常、一过性脑缺血发作）等情况下禁忌运动，病情控制稳定后方可逐步恢复运动。糖尿病病史较长，病情复杂者进行较剧烈的身体活动前，应咨询医生。

2 型糖尿病患者每周累计至少 150 分钟中等强度的有氧运动。有氧运动指步行、慢跑、骑车、跳舞、跳绳（慢速）、游泳、羽毛球、网球、乒乓球、广播体操、健身操、太极拳等。中等强度指运动过程中心率达到最大心率（最大心率 =220 － 年龄）的 60% ～ 85%。心率达最大心率 85% 或以上，相当于高强度活动；心率达最大心率 50% ～ 60%，相当于低强度活动。假设一个人年龄为 60 岁，则他的最大心率为 160 次／分（220 － 60=160），如果运动中他的心率超过 136 次／分（160 × 85%=136），则为高强度运动；如果心率低于 96 次／分（160 × 60%=96），则为低强度运动；如果心率在 96 次／分～ 136 次／分，则为中等强度运动。一般在中等强度运动时，会感觉到心跳和呼吸加快，用力但不吃力，可以随着呼吸节奏连续说话，但不能唱歌。运动后明显疲劳感在 20 ～ 30 分钟内消失，次日没有或仅有轻度疲劳感，说明运动强度合适。值得说明的是，中等强度运动受到广泛的推荐，但如果身体条件允许，高强度运动的益处更大。但糖尿病患者不能盲目地进行高强度运动，以避免低血糖，或者做好防范低血糖的准备（运动时携带含糖食物，如含糖饮料、糖果、饼干等）再进行高强度运动。

除中等强度有氧运动外，糖尿病患者每周还要进行 2 ～ 3 次抗阻运动（两次锻炼间隔≥ 48 小时），锻炼肌肉力量和耐力。锻炼部位应包括上肢、下肢、躯干等主要肌肉群，如举重、拉力器械、平板支撑、仰卧起坐、俯卧撑、搬东西、拎重物、背包、爬楼梯等。研究表明，联合进行有氧运动和抗阻运动可获得更大程度的代谢改善。

有些糖尿病患者受条件或习惯所限，无法进行上述各种专门的运动项目。那么，增加日常体力活动亦有很多益处。日常体力活动包括步行、爬楼梯、骑车上下班等，也包括做家务，如擦地板、扫地、搬东西、洗衣服、做饭、外出采购等，还包括办公室活动，如打扫卫生、整理、走动、蹲起等，都可以增加能量消耗。这些身体活动虽然强度不大，但可以因地制宜、随时随地地进行，反倒容易消耗较多的能量。所以糖尿病患者应尽量减少静坐时间或电子产品使用时间，因地制宜地随时进行多种多样的身体活动。

任何形式的身体活动都要与糖尿病患者的年龄、病情、用药情况及身体承受能力相适应，并注意血糖监测。1 型糖尿病不推荐运动疗法。典型的低血糖症状为心悸、出汗、面色苍白、颤抖、饥饿感等，特别严重时可出现精神异常、烦躁、嗜睡甚至昏迷。一般地，糖尿病患者一次运动时间不宜太长（比如快走 90 分钟），否则容易出现低血糖。建议糖尿病患者每次运动 30 分钟左右，在餐后进行运动对控制餐后血糖效果最好，而且最安全（不容易发生低血糖），尤其是使用降糖药物者。如果注射了胰岛素，胰岛素的作用通常在注射后 1 ～ 2 小时达到顶峰，应避免在胰岛素作用达到顶峰时运动。糖尿病患者不得连续 2 天不运动（身体活动），应千方百计使身体活动量达标（每周 150 分钟中等强度有氧运动，2 ～ 3 次抗阻运动），保证足够的能量消耗。一些常见运动项目和日常活动的能量消耗数值见表 2-6 和表 2-7。

糖尿病患者选择运动形式时，要注意那些已经存在病变的器官或部位，例如：合并视网膜病变者应避免碰撞、屏气和使血压升高的运动（如举重、拳击等），以防眼底出血或视网膜脱离；糖尿病合并外周神经病变者、关节退行性病变者及足部溃疡者，应该避免容易引起足部外伤的运动，如跑步等。运动前要换好舒适的运动鞋，不得赤足或赤足穿鞋运动，冬季要穿暖和的棉织袜子，以免冻伤，夏季要穿透气防臭的鞋袜，防止足部感染。

准备结束运动时，不要立即停止，应继续做一些行走、缓慢跑步等放松活动至少 5 分钟。运动后要经常检查足部，并用温水洗脚。洗脚后要使用柔软的毛巾擦拭趾缝的水分，同时仔细察看足部有无红肿、热痛、水疱等，且不可随意修剪，或使用刺激性大的药品涂敷，以免继发感染。还应密切观察运动后个体反应，如果每次运动后感到食欲和睡眠良好，精力充沛，清晨脉率平稳且有逐渐减慢的趋势，说明运动适宜。反之，运动后食欲、睡眠不好，应停止运动，去医院进行相关检查。

表 2-6　常见运动项目的能量消耗数值

温和的体力活动（中等强度）	大约 千卡 / 小时（70 千克体重）
徒步走	370
园艺（轻）	330
跳舞	330
高尔夫	330
骑车（<16 千米 / 小时）	290
步行（5.6 千米 / 小时）	280
举重（轻）	220
拉伸	180
剧烈的体力活动（高强度）	**大约千卡 / 小时（70 千克体重）**
跑步（8 千米 / 小时）	590
骑自行车（>16 千米 / 小时）	590
游泳	510
有氧操	480
快走（7.2 千米 / 小时）	460
园艺（重）	440
举重（重）	440
篮球	440

注：①数据来自《2005 美国膳食指南》。②上述能量消耗包括基础代谢（1 小时）。③第二列数据是按体重为 70 千克的人运动 1 小时计算的。体重大于 70 千克则能量消耗更多，小于 70 千克则消耗更少。④一些运动的能量消耗与速度有关，速度越快则 1 小时内消耗的能量越多。

表 2-7　更多运动项目和日常活动的能量消耗数值

活动项目	能量消耗（千卡 / 小时 · 千克体重）	70 千克体重者运动 1 小时的能量消耗（千卡）
	运动项目	
健身俱乐部运动（一般强度）	5.5	385
健美操（健身房，高强度）	7.8	546
瘦身操（健身房，中强度）	5.9	413

续表

活动项目	能量消耗（千卡 / 小时 · 千克体重）	70 千克体重者运动 1 小时的能量消耗（千卡）
健身操（健身房，低强度）	4.7	329
蹬踏机（健身房，一般）	5.9	413
瑜伽	4.0	280
慢跑（一般速度）	6.9	483
跑步（9.6 千米 / 小时）	10.0	700
跑上楼	15.0	1050
拳击（攻击沙袋训练）	5.9	413
高尔夫球（一般）	3.6	252
柔道（跆拳道）	10.0	700
游泳（蛙泳，一般速度）	10.0	700
游泳（休闲，一般速度）	5.9	413
跳绳（快）	11.9	833
跳绳（慢）	7.8	546
滑冰（16 千米 / 小时）	7.4	518
轮滑旱冰（16 千米 / 小时）	7.8	546
足球（非比赛，一般）	6.9	483
足球（比赛）	10.0	700
乒乓球	4.0	280
网球（一般）	6.9	483
排球（非比赛）	3.1	217
排球（比赛）	4.0	280
羽毛球（非比赛）	4.5	315
羽毛球（比赛）	6.9	483
篮球（非比赛，一般）	5.0	413
篮球（比赛）	7.8	546
台球	2.4	168
保龄球	3.1	217

续表

活动项目	能量消耗（千卡 / 小时 · 千克体重）	70 千克体重者运动 1 小时的能量消耗（千卡）
冰球	7.8	546
太极	4.0	280
剑术	5.9	413
	日常活动项目	
清扫地板、地毯	2.4	168
打扫、整理房间	2.4	168
洗盘子	2.1	147
烹调食物	2.4	168
采购食品（不推车）	3.6	252
搬运杂物上楼	7.8	546
熨烫衣物	2.1	147
收拾整理衣服（有步行）	2.1	147
织毛衣、缝纫	1.5	105
洗衣服（洗衣机）	1.9	133
和孩子游戏（站立）	2.8	196
修理汽车	3.1	217
手工铲雪	5.9	413
在工作中走动（中速）	3.6	252
负重上楼（0.5 千克 ~ 7 千克）	5.0	350
下楼	3.1	217
推拉童车	2.4	168
散步（3 千米 / 小时）	2.4	168
遛狗	3.6	252
移动家具搬箱子	6.9	483

注：数据引自《运动营养》（英，罗纳德 · J. 莫恩主编，国家体育总局科学与技术资助出版项目，人民体育出版社，2005 年 5 月出版）。

营养素不够，要额外补充

很多糖尿病患者要严格控制饮食，尤其是肥胖的糖尿病患者，进食量（总能量）限制在较低的水平。此时，有可能会缺乏某种或某几种维生素（如维生素D、维生素A等）或矿物质（如锌、硒、铁等），这既不利于血糖控制，也不利于长期营养。在这种情况下，服用营养素补充剂是有必要的。

糖尿病患者使用营养素补充剂时应遵循“缺什么补什么”的原则。比如，肉类及海鲜摄入量不足的人要补充铁、锌等微量元素；不喝牛奶（钙的主要来源）的人要补充钙；晒太阳不足的人要补充维生素D；吃蔬菜、水果（维生素C的主要来源）比较少的人要补充维生素C；粗粮和蔬菜摄入较少或者便秘时，要补充膳食纤维。不过，在很多时候，可能无法确定到底缺少哪种营养素，或者有可能同时缺乏数种维生素、矿物质，那么可以考虑补充复合型的营养素补充剂。

理论上，使用营养素补充剂时应该“缺多少补多少”，即先要知道日常食物提供了多少营养素，不足的部分再用营养素补充剂来补充。但在实践中，这显然是非常困难的。一般的做法是直接用营养素补充剂来达到每日推荐摄入量。市面上此类产品中各种维生素、矿物质的含量通常是按照人体需要设计的，并符合相应的产品标准，即使饮食还提供一部分，但也不至于过量。

值得说明的是，在糖尿病临床治疗过程中，医生们也经常会用到维生素类药物。比如，长期服用二甲双胍容易导致维生素 B_{12} 缺乏，维生素 B_{12} 缺乏表现为精神抑郁、记忆力下降、四肢震颤等神经症状，严重时会出现贫血。中华医学会糖尿病学分会《中国 2 型糖尿病防治指南（2020 年版）》建议，长期服用二甲双胍的糖尿病患者定期检测血清维生素 B_{12} 水平，必要时每天补充维生素 B_{12}25 微克或遵医嘱。此外，维生素 B_1、甲钴胺、硫辛酸等也比较常用，用法用量均需遵医嘱。

除维生素、矿物质、膳食纤维、蛋白质粉、鱼油等普通营养素补充剂外，市面上有很多声称可以降糖的保健品。实际上，糖尿病患者是保健品主要的消费人群之一，很多保健品把糖尿病患者作为重点销售目标。不过，选用这些保健品时一定要谨慎，否则容易上当受骗，这方面的案例不胜枚举。严格地说，摄入之后血糖不升反降的“降糖食品”是不存在的，除非商家偷偷非法添加降糖药。

糖尿病患者应该通过调整食谱来控制血糖，而不要试图吃一些保健品来降低血糖，以免给不良商家留下可乘之机。夸大宣传是降糖类保健品的常用伎俩，有的产品公然鼓吹“彻底治愈糖尿病”“无须服药”“100% 有效”“糖尿病终结者”“口服的胰岛素”“偏方秘方”等，把糖尿病这一世界难题说得易如反掌，只要买他的保健品吃就可以了，以此打动缺少理性的患者。

如果一定要选用降糖保健食谱，那就必须通过正规渠道，认清保健食品专用标识（小蓝帽子），查看保健食品批准文号，咨询医生或营养师等专业人员，保留购买发票。不论如何，都不要期望用保健品代替或部分代替药物，尤其不要因为吃保健品而放弃饮食控制。否则，不但要花冤枉钱，还很可能反受其害。

第三章

糖尿病食谱八种计算方法

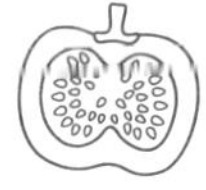
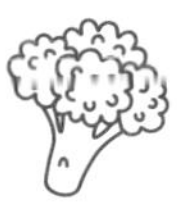
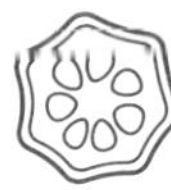
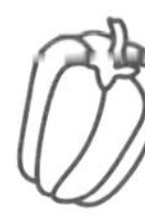
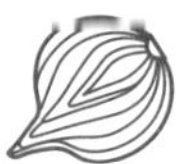

毫无疑问，管理血糖的食谱需要精心搭配食物，落实第二章强调的关键要求。食谱是膳食结构的具体呈现，膳食结构指各类日常食物数量和比例的搭配。血糖管理必须从搭建健康的膳食结构入手，而不是仅仅强调单一的食物。合理的膳食结构应该包括以下几大类食物：

①主食类，包括谷类、薯类和杂豆类。谷类指大米、小麦面粉、杂粮等，杂豆类包括绿豆、红豆、扁豆、芸豆等，薯类包括马铃薯、甘薯、芋头、山药等。它们主要提供淀粉、蛋白质、膳食纤维、B族维生素和常量元素，其中，淀粉是血糖的最主要来源，加上主食类进食量通常较大，所以对血糖有重要影响。

②蛋白质食物类，包括蛋类、奶类及其制品、畜肉（猪肉、牛肉、羊肉等及其制品）、禽肉（鸡肉、火鸡肉、鸭肉、鹅肉等及其制品）、鱼虾、大豆及其制品等。它们主要提供优质蛋白、脂肪、矿物质和维生素，营养价值很高。这些食物通常含碳水化合物极少，对餐后血糖影响较小，但作为总能量摄入的一部分，仍会影响空腹血糖和体重等。

③蔬菜，包括叶菜（如菠菜、油菜等）、嫩茎类（如芹菜、蒜薹等）、花菜类（如西蓝花、菜花等）、茄果类（如番茄、茄子、青

椒等)、瓜类（如黄瓜、冬瓜、南瓜等)、根茎类（如萝卜、胡萝卜等)、菌藻类（如香菇、木耳、海带等)、葱蒜类（如小葱、洋葱、大蒜等)。它们主要提供膳食纤维、矿物质和维生素，以及各种植物化学物质。蔬菜中淀粉或其他糖类含量都很少，进食后几乎不升高血糖。

④水果，如柑橘、苹果、葡萄、香蕉、桃等。它们主要提供糖类、膳食纤维、维生素、矿物质和各种植物化学物质。与蔬菜不同，水果含糖量较多，进食后升高血糖的作用较强。

⑤纯能量食物，包括烹调油、食用糖、淀粉（如粉条等）和酒类等，这些食物主要提供能量，对血糖有明显影响。

除上述五大类食物外，还有一些食物，如坚果类（如花生、瓜子、腰果等)、饮料类（如矿泉水、碳酸饮料等)、嗜好品（如茶、咖啡、巧克力、小零食等）也比较常见，且大多数会影响血糖水平。

糖尿病患者一日三餐中要尽可能包括多类食物，并且在每一类食物中尽量选择多个品种。比如，主食只吃大米、面粉就不好，应该增加玉米、小米、燕麦、荞麦等粗粮，以及红豆、绿豆、扁豆等杂豆类；在肉类中，只吃猪肉一种就不够理想，应该吃牛肉、羊肉、鸡肉和鸭肉等多种肉类；在植物油中，如果只吃豆油或花生油就不够理想，应该交替或混合食用豆油、花生油、橄榄油、玉米油、亚麻油等多种植物油。这些多样化的食物互相搭配就构成了糖尿病患者每餐的食谱，既有利于摄入全面的营养，又有利于控制血糖。这也是本书计算、编制糖尿病食谱的基础。

除食物种类要多样化外，各类食物的数量（重量）也非常重要。没有合适的数量和比例，就谈不上合理的膳食结构。那么，糖尿病患者每天各类食物应该吃多少呢？这就因人而异了。要具体考虑患者的年龄、性别、身高、体重、血糖及用药、生活方式、活动量等因素，必须通过简单的计算才能得出符合自身情况的食物数量，再根据食用后的反应（比如血糖情况、体重变化等）来调整食物的数量。在接下来的章节中，我们会讨论各类食物数量的计算方法。

糖尿病食谱是怎么设计的?

在食物分类的基础上，设计糖尿病食谱的过程可以分成三步：第一步，先确定一日三餐和加餐都要吃哪些食材，比如午餐计划吃杂粮米饭、蒸鱼和炒油菜；第二步，通过计算（见本书后续章节），得出每餐每种食材，如杂粮米饭、鱼、油菜和烹调油的重量，并烹制成菜肴；第三步，执行之后要观察身体的反应，如血糖水平、体重变化等，并据此调整或修改食谱。

适合自身具体情况的食谱才是好食谱，糖尿病患者有必要学会自行设计食谱的方法，根据自身具体情况和饮食习惯来安排一日三餐。

计算能量和体重，控制总量

能量及其变化是我们认识这个世界最基本的物理学知识。人的生存和活动离不开能量代谢。人每天都要通过饮食摄入能量，然后通过各种生命活动和体力活动把能量消耗掉。宏观地看，人体不过是一个代谢能量的“机器”而已。从根本上讲，我们吃食物其实就是在摄入能量。能量主要来源于蛋白质、脂肪和碳水化合物（糖类）三种，即三大营养素。有时候，酒精（乙醇）、有机酸等也能提供一些能量。它们对血糖均有直接或间接的影响。

普通成人糖尿病食谱的能量目标值

能量也称热量、热能或卡路里，其单位是“千卡”（kcal）。在很多正式场合，比如食品标签或学术著作中，能量的单位用“千焦”

碳水化合物的定义

碳水化合物的字面意思是“碳”和“水”化合在一起，但其实两者在自然界中几乎是不可能化合的。这个名字并不是那么确切，很多专业书籍或资料都把它改称为“糖类”。但糖类这名字也并非完美，因为它很容易让人误以为是各种甜的糖，比如蔗糖、果糖、葡萄糖、糖浆等。其实，术语“碳水化合物”或“糖类”除了上述各种甜的糖，还包括淀粉、糖原、糊精，以及膳食纤维等众多成分。其中，除膳食纤维之外，绝大部分碳水化合物或糖类均会直接升高血糖。

(kJ)。两种单位的换算关系是1千卡=4.18千焦。例如，1个鸡蛋（50克）大约可提供能量144千卡，即约602千焦（144×4.18=602）。在本书中，我们一律使用“千卡”（kcal）这一能量单位。糖尿病患者每天需要多少千卡能量呢？一般用简化公式来估算，计算公式为：

总能量 = 标准体重（千克）× 每日能量供给量（千卡／千克体重）

其中，标准体重计算公式如下：

（男性）标准体重（kg）=［身高（cm）－100］×0.9

（女性）标准体重（kg）=［身高（cm）－100］×0.9－2.5

“每日能量供给量”根据表3-1来选取。其中，“劳动活动强度”指平时体力工作或运动锻炼情况，一般办公室工作，比如教师、医生、司机、文秘、IT 人士、管理人员等的劳动活动强度都属于“轻”，从事负重（比如搬家公司），煤矿和建筑行业的工人，专业运动员等人群的劳动活动强度都属于“重”，介于两者之间的属于“中”。

消瘦、正常体重和超重／肥胖的判断标准要用体质指数（BMI）来衡量。体质指数（BMI）的计算公式为：BMI= 体重（千克）÷ 身高（米）÷ 身高（米）。根据国家卫健委发布的成人体重判定标准，18.5 ≤ BMI < 24 为正常体重，BMI < 18.5 为消瘦，24 ≤ BMI < 28 为超重，BMI ≥ 28 为肥胖。

表 3-1　成人糖尿病患者每日能量供给量（千卡／千克体重）

劳动活动强度	消瘦（BMI < 18.5）	正常体重（18.5 ≤ BMI < 24）	超重／肥胖（BMI ≥ 24）
重	45 ~ 50	40	35
中	40	30 ~ 35	30
轻	35	25 ~ 30	20 ~ 25
休息中	25 ~ 30	20 ~ 25	15 ~ 20

注：引自国家卫生健康委员会《成人糖尿病患者膳食指导 WS/T429—2013》。

假设以糖尿病患者张某为例，男性，50 岁，身高为 170 厘米，体重为 68 千克，劳动活动强度为轻。则其标准体重为 63 千克［(170 － 100) ×0.9=63］，其体质指数（BMI）为 23.5（68÷1.70÷1.70 ≈ 23.5），属于正常体重。张某的“每日能量供给量（千卡／千克体重）”为 25 ～ 30，为计算方便，从中选 28.5，则张某每日摄入总能量 =63×28.5 ≈ 1800 千卡。这就是他每日食谱的能量目标值。当然，这只是一个粗略的计算数值，实践中还要根据具体情况进行调整。

大部分普通的糖尿病患者，其每日摄入总能量为1500千卡～2200千卡。个别从事高强度体力劳动的人每日总能量可高至2400千卡或更多。但肥胖的糖尿病患者如果想尽快减轻体重，缓解糖尿病（即达到接近无病的正常状态），那么每天摄入的能量要明显减少才行，这时建议男性糖尿病患者按1400千卡食谱安排饮食，女性按1200千卡食谱安排饮食。同时还要配合一定的运动量，每周进行中等强度有氧运动150分钟（平均每天30分钟），外加至少2次力量训练（每次30分钟）。1400千卡（男性）或1200千卡（女性）属于能量饮食，再增加一些运动消耗，理论上可以较快地减重，但在减重实践过程中，情况往往比较复杂，会遇到各种困难，可能需要找营养师专门指导才能缓解糖尿病症状。

总之，确定糖尿病患者每日食谱的能量目标值是非常关键的第一步，后续各种食物计算（编制食谱）都要在能量目标值的基础上进行。在本章，我们将以每日能量目标值1800千卡为例，来演示各种食物计算方法。与此同时，本章也会给出其他能量水平（1200千卡、1400千卡、1500千卡、1600千卡、1700千卡、1900千卡、2000千卡、2100千卡和2200千卡）的计算结果，可供查询使用。

要强调的是，减少每日总能量摄入（饥饿或变相饥饿）的确有助于降低血糖和减重，这对于需要减重的糖尿病患者是必要的。但

能量近似值

不论用何种计算方法，食谱每日能量摄入目标值都只能是粗略的，不可能很精确。而且，考虑在实际烹饪和进餐的时候，食材重量也只能是近似的，因此建议读者把用上述公式计算出的数值四舍五入近似为整百，如 1600 千卡、1700 千卡、1800 千卡等，这样更为简洁和实用。除能量外，我们在后续的计算中，还会经常采用这种取近似数值的做法。

是，如果总能量摄入太低，则不仅会造成慢性营养缺乏，还会导致急性酮血症或低血糖。酮血症指血液中酮体（来自体内脂肪氧化分解）过多，导致急性症状，如呕吐、昏迷等。低血糖则是由于血糖浓度过低，引起恶心、呕吐、头晕、头痛等所谓低血糖反应。这些都是很危险的情况，严重时会危及生命。因此，糖尿病患者不要盲目减少总能量摄入，应根据以上计算的能量目标值来编排食谱。

妊娠糖尿病食谱的能量目标值

以上计算公式及过程适用于普通成年糖尿病患者，并不适用于妊娠糖尿病或儿童糖尿病患者。妊娠糖尿病患者每日食谱的能量摄入目标值见表 3–2。其中，体质指数（BMI）的计算公式同上，但要注意使用怀孕之前的身高、体重数值。超重及肥胖的妊娠糖尿病患者（妊娠前 BMI ≥ 24），可根据体重增长状况、胎儿发育状况、血糖及酮体水平和运动状况进行个体化能量设定。

表 3-2 妊娠糖尿病患者能量平均摄入量（千卡 / 日）

妊娠前体重	妊娠前 BMI	妊娠早期	妊娠中期	妊娠晚期
体重过轻	< 18.5	2000	2300	2450
正常体重	18.5 ≤ BMI < 24	1800	2100	2250
超重 / 肥胖	≥ 24	1500	1800	1950

注：引自国家卫生健康委员会《妊娠期糖尿病患者膳食指导 WS/T601—2018》。

实际上，对妊娠糖尿病患者而言，计算饮食摄入多少千卡并非关键，甚至不重要，饮食管理的核心关键是控制孕期体重增长速度。根据中华医学会妇产科学分会《妊娠期高血糖诊治指南（2022）》的建议，妊娠糖尿病孕妇孕期体重增长目标见表 3–3，要根据怀孕之前胖瘦情况来确定。

表 3-3 我国孕妇妊娠期增重目标

妊娠前 BMI	总增长范围（千克）	妊娠早期增长（千克）	妊娠中晚期周体重增长（千克）
低体重（<18.5）	11.0 ~ 16.0	≤ 2.0	0.46（0.37 ~ 0.56）
正常体重（18.5 ≤ BMI<24）	8.0 ~ 14.0	≤ 2.0	0.37（0.26 ~ 0.48）
超重（24 ≤ BMI<28）	7.0 ~ 11.0	≤ 2.0	0.30（0.22 ~ 0.37）
肥胖（≥ 28）	≤ 9.0	≤ 2.0	≤ 0.30

注：BMI 表示体质指数，计算方法见上文。

称量体重，调整食谱能量目标值

因为所有能量数值均为估算，而糖尿病患者的情况又各不相同，所以计算出的能量目标值不一定完全符合糖尿病患者的具体情况，还需要进行检验。如果不进行检验，就要陷入教条主义。毕竟，人与人之间，即使身高、性别、年龄及劳动强度都相同，其能量需求仍然是有差异的。一句话，计算出来的总能量数值，必须到实践中去检验是否合理。

如何检验呢？一个有效的方法是观察自身体重的变化。体重及其变化最能反映能量摄入和能量消耗之间的平衡关系。当能量摄入大于能量消耗时，过剩的能量转化为体内脂肪储存起来，并使体重增加（发胖）；当能量摄入小于能量消耗时，不足的能量需要动用体内储存的脂肪来弥补，并使体重减轻（消瘦）。因此，体重变化能说明能量摄入是否合理（相对于能量消耗而言）。

因此，糖尿病患者在应用本书编制的食谱时，要注意称量体重。开始时每周至少称量一次体重，并根据体重变化增加或减少能量摄入。如果发现体重增加，那么就减少能量摄入，比如把1800千卡能量食谱换成1600千卡能量食谱；如果发现体重减少，只要体质指数（BMI）不低于18.5，还可以继续使用原来的食谱，但体质指数（BMI）减少后接近18.5时，应增加能量摄入，比如把1800千卡能量食谱换成2000千卡能量食谱。待体重达到合理范围或趋于稳定后，每两周或每月称量一次体重。

有糖尿病患者的家庭应常备电子体重秤，在早晨起床排便之后，吃早餐之前，穿轻薄或极少衣物，称量并记录体重。值得注意的是，体重在一天内波动 100 克～ 500 克是正常的，因为体重会受到进食、出汗、饮水等因素的影响。总之，最好连续测量多日或几周，观察一段时间内体重的变化。

总之，体重变化是衡量能量摄入合理与否的重要指标。普通成人糖尿病饮食控制的目标之一就是使体重维持在适宜范围，避免肥胖或消瘦。妊娠糖尿病要保持孕期体重的适宜增长，既不要增长太多、太快，也不要让体重停止增长或减轻，具体增长速度请咨询产科保健人员或营养师。

计算主食的摄入量，选择低 GI 吃法

欲控制血糖，首先要控制碳水化合物；欲控制碳水化合物，首先要控制主食类食物。编制糖尿病食谱必须安排好主食，包括控制每餐主食类食物摄入量，增加全谷物／粗杂粮比例，即选择升糖指数（GI）较低的主食类食物或吃法。

计算碳水化合物摄入目标

碳水化合物对血糖有最直接、最大的影响。主食类食物的主要成分正是碳水化合物，主食是膳食碳水化合物最主要的来源，所以糖尿病食谱中主食定量要根据碳水化合物摄入量推算。《中国 2 型糖尿病防治指南（2020 年版）》建议，膳食中碳水化合物所提供的能量应占总能量的 50% ~ 65%。美国糖尿病协会糖尿病诊疗标准则强调，

糖尿病患者的碳水化合物（以及蛋白质和脂肪）所提供的能量占总能量的比例并没有理想标准，可以因人而异。结合我们的工作经验，本书把这一比例定为50%或稍低，即所谓适度低碳饮食。值得注意的是，这一比例也适用于妊娠糖尿病，以及做透析的糖尿病肾病患者，但不适用于未透析的糖尿病肾病患者（应为60%）。

以上述糖尿病患者张某为例，其每日食谱总能量目标值为1800千卡。碳水化合物所提供的能量占总能量的50%，即900千卡（1800×50%=900）。又因为每克碳水化合物在体内代谢后能提供4千卡能量，所以张某每日宜摄入碳水化合物225克（900÷4=225）。

估算非主食类食物的碳水化合物

主食类食物是碳水化合物的主要来源，但并不是唯一来源。奶类、水果及其制品也能提供一些碳水化合物，蔬菜能提供很少量的碳水化合物。而肉类、蛋类、鱼虾类等高蛋白食品含碳水化合物极少，可以忽略不计。大豆制品所含碳水化合物主要是膳食纤维、低聚糖等，为方便起见，也可以忽略不计。各类食物碳水化合物含量估算值见表3-4。

表 3-4　各类食物碳水化合物含量估算值

食物种类	碳水化合物含量（%）	说明	食物种类	碳水化合物含量（%）	说明
奶类	4	液体	大米	75	干重
水果	12	平均	面粉	75	干重
蔬菜	4	平均	杂粮	75	干重
土豆	20		杂豆	60	干重
粉条、粉丝	80	干重	面条	60	湿重
蛋类	0	忽略不计	米粉	85	干重
鱼虾类	0	忽略不计	河粉	80	干重
畜禽肉类	0	忽略不计	大豆制品	0	忽略不计

一般地，糖尿病患者每日奶类、水果、蔬菜等食物的摄入量相对固定，建议每日大致摄入奶类 300 克，含碳水化合物 12 克（300×4%=12）；水果 100 克～200 克，取中间值 150 克估算碳水化合物含量为 18 克（150×12%=18）；蔬菜 500 克，含碳水化合物 20 克（500×4%=20）。这些主食之外的食物提供碳水化合物总计约 50 克（12+18+20=50）。

张某每日宜摄入碳水化合物 225 克，奶类、水果、蔬菜等非主食类食物提供碳水化合物 50 克，所以主食类食物应提供碳水化合物 175 克（225−50=175）。值得注意的是，因为都含有碳水化合物，所以奶类、水果、蔬菜等食物的摄入量会影响主食的摄入量。当摄入奶类、水果或其他含碳水化合物的食物增加时，必须相应减少主食类摄入。但我们强烈建议糖尿病患者每天都相对固定地摄入 300 克奶类、100克～200克水果和500克蔬菜，尽量少摄入或不摄入饮料、零食、甜点等其他富含碳水化合物的非主食类食物，以保证适度低碳饮食，管理好血糖。

计算每日主食量

仍以上述张某（1800千卡食谱）为例，其每日碳水化合物摄入量为225克，非主食类食物提供碳水化合物为50克，主食类食物应提供碳水化合物为175克。那么，175克碳水化合物相当于多少主食呢?

因为全谷物/粗杂粮中碳水化合物含量约为75%（干重），所以175克碳水化合物相当于全谷物/粗杂粮（干重）230克（175÷75%=230）。也就是说，1800千卡糖尿病食谱每日主食为230克左右（干重），不足半斤（250克）。

用同样的方法，可以计算1200千卡、1400千卡、1500千卡、1600千卡、1700千卡、1900千卡、2000千卡、2100千卡和2200千卡糖尿病食谱每日主食摄入量（干重），计算结果见表3-5。

表 3-5 不同能量目标值糖尿病食谱每日主食类摄入量（干重，近似值）

能量目标值（千卡）	碳水化合物提供的能量占总能量比例（%）	非主食类碳水化合物（克）	主食类碳水化合物（克）	主食类（克，以谷类干重计，近似取整）	备注
1200	50	40	110	150	2 两
1400	50	50	125	165	3 两多
1500	50	50	137.5	180	3 两半
1600	50	50	150	200	4 两
1700	50	50	162.5	215	4 两多
1800	50	50	175	230	4 两半
1900	50	50	187.5	250	5 两（半斤）
2000	50	50	200	265	半斤多
2100	50	50	212.5	280	5 两半
2200	50	50	225	300	6 两

注：主食类 =（能量目标值 ×50%÷4 － 非主食类碳水化合物）÷75%，为方便操作，结果取近似值。

要注意的是，上述计算均以谷类（大米、小麦面粉、糙米、玉米、小米、燕麦、青稞、高粱米等，碳水化合物含量约为 75%）为例，如果把一部分换成杂豆类（碳水化合物含量约为 60%）和薯类（碳水化合物含量约为 20%），则谷类食物的重量会减少一些，比如 100 克马铃薯约相当于 20 克谷类，如果张某（1800 千卡糖尿病食谱）吃了 100 克马铃薯（土豆），那么其谷类就要减少 20 克（从 230 克减少到 210 克）。因为马铃薯、谷类和杂豆类都属于主食，所以如果吃了这些食物相当于主食类的总重量增加了。

其实不只薯类，糖尿病患者如果吃零食、点心、小吃等其他富含碳水化合物的食物，都要折算成主食，相应减少谷类主食的摄入量。各种主食类食物中碳水化合物大致含量见表 3–6。

表 3-6　各种常见主食类食物中碳水化合物含量（按 100 克可食部计）

食物	碳水化合物含量（%）	食物	碳水化合物含量（%）	食物	碳水化合物含量（%）
小麦粉及其制品		大米及其制品		杂豆类及其制品	
面粉（富强粉）	75.2	大米	77.2	绿豆	62.0
馒头（熟重）	47.0	米饭（熟重）*	25.9	豌豆（煮）	19.2
花卷（熟重）	45.6	大米粥 *	9.9	红小豆	63.4
烙饼	52.9	米粉（干重）*	85.8	红豆沙	57.1
油饼	42.4	河粉（干重）*	78.2	红豆馅	61.7
油条	51.0	过桥米线（湿重）*	11.8	芸豆（白）	57.2
饺子（素馅）*	32.7	八宝粥（康师傅）*	9.4	芸豆（红）	62.5
包子（猪肉馅）*	28.6	杂粮及其制品		蚕豆	61.5
切面	59.5	玉米面（黄）	78.4	扁豆	61.9
挂面	75.1	玉米糁（黄）	78.7	小吃、速食类	
方便面 *	61.6	玉米（鲜）	22.8	鸡肉汉堡 *	31.0
煎饼 *	70.0	小米	75.1	春卷（熟重）*	34.8
麦片 *	76.3	小米粥（熟重）	8.4	粉皮（湿重）*	15.0
面包（平均）	58.6	黑米	72.2	年糕 *	34.7
饼干（平均）	71.7	糯米	78.3	龙虾片 *	85.5
薯类及其制品		莜麦面	67.7	酿皮 *	21.8
薯片（炸）*	41.9	荞麦	73.0	炸糕 *	37.3

续表

食物	碳水化合物含量（%）	食物	碳水化合物含量（%）	食物	碳水化合物含量（%）
薯条（炸）*	40.5	燕麦片 *	66.9	蛋糕 *	67.7
土豆（马铃薯）	17.8	青稞	75.0	月饼（五仁）*	64.0
马铃薯（煮）	14.2	薏米	71.1	麻花 *	53.4
粉条	84.2	高粱米	74.7	桃酥 *	65.1
粉丝	83.7	黄米	76.9	醪糟 *	22.4
红薯	15.3	黑大麦	74.3	藕粉	93.0
木薯	27.8	玉米花 *	70.4		

注：带 * 数据引自《中国食物成分表（2002）》和《中国食物成分表（2004）》，其他数据引自《中国食物成分表（2019）》，均为中国疾病预防控制中心营养与健康所编著，北京大学医学出版社出版。

主食分餐，把生重（干重）换算成熟重

把上述张某（1800 千卡食谱）每日主食（230 克干重）大致平均分到一日三餐，如早餐 75 克、午餐 80 克、晚餐 75 克。每餐主食最好不超过 80 克（干重）。主食总量较多时，除三餐外，还要分配到加餐中一部分主食（碳水化合物）。

谈到主食类食物的重量，首先必须明确的是生重（干重）还是熟重（湿重）。生重（干重）是以原料计，如大米、杂粮、面粉等的重量；熟重（湿重）是以烹调好的食物计，如米饭、粥、馒头、面包和熟面条等的重量。主食类原料在烹调过程中，要加入水，重量必然增加，所以熟重（湿重）大于生重（干重）。两者之间可以根据

一定比例换算。一般地，生米与熟米饭的重量比例为1：2.2～2.4，即100克大米加水一般可煮成220克～240克米饭（各种杂粮米饭也类似）；面粉与馒头的重量比例约为1：1.5，即100克面粉加水发酵可蒸出150克馒头；荞麦面条的生熟比是1：3.2，即100克荞麦挂面煮熟捞出来重量约为320克。

为了简化并相对准确，计算食谱时一般先采用生重，然后换算为熟重。假定上述早餐75克主食是全麦馒头，午餐80克主食是杂粮米饭，晚餐75克主食是荞麦面条，则这些主食的熟重分别是全麦馒头约110克（75×1.5=112.5）、杂粮米饭180克（80×2.2=176）和荞麦面条240克（75×3.2=240）。常见主食类食物的生熟比见表3-7。

表3-7 常见食物的生熟比

名称	生重（克）	熟重（克）	生：熟	名称	生重（克）	熟重（克）	生：熟
主食类							
白米饭	100	230	1：2.3	小米粥	100	576	1：5.8
糙米饭	100	220	1：2.2	红豆粥	100	453	1：4.5
杂粮米饭	100	230	1：2.3	杂豆粥	100	498	1：5
红豆米饭	100	210	1：2.1	黑米粥	100	543	1：5.5
二米饭	100	220	1：2.2	燕麦粥	100	534	1：5.5
燕麦米饭	100	220	1：2.2	全麦馒头	100	150	1：1.5
藜麦米饭	100	220	1：2.2	窝窝头	100	145	1：1.5
黑米饭	100	215	1：2.2	荞麦面条	100	315	1：3.2
薏米饭	100	215	1：2.2	意大利面	100	295	1：3
高粱米饭	100	215	1：2.2	花卷	100	180	1：1.8

续表

名称	生重（克）	熟重（克）	生：熟	名称	生重（克）	熟重（克）	生：熟
红薯（蒸）	100	95	1 ： 1	粉丝	100	302	1 ： 3
肉类、鱼虾及其他							
猪瘦肉（炒）	100	71	1 ： 0.71	猪肝（炒）	100	88	1 ： 0.88
猪排骨（带骨炖）	100	79	1 ： 0.79	鸡肝（煮）	100	69	1 ： 0.69
猪小排（带骨炖）	100	76	1 ： 0.76	鸭血（盒装，炒）	100	95	1 ： 0.95
羊排（带骨煎）	100	75	1 ： 0.75	猪血（盒装，炒）	100	95	1 ： 0.95
牛排（煎）	100	87	1 ： 0.87	鱿鱼（炒）	100	63	1 ： 0.63
牛里脊肉（炒）	100	74	1 ： 0.74	带鱼（炖）	100	72	1 ： 0.72
牛腱肉（卤）	100	49	1 ： 0.49	多宝鱼（带骨炖）	100	77	1 ： 0.77
牛腩肉（炖）	100	65	1 ： 0.65	黄花鱼（炖）	100	85	1 ： 0.85
鸡胸脯肉（煎）	100	80	1 ： 0.8	海虾（带皮煮）	100	89	1 ： 0.89
鸡腿（带骨炖）	100	79	1 ： 0.79	扇贝肉（煮）	100	67	1 ： 0.67
鸡肉（整鸡切块炖）	100	70	1 ： 0.70	三文鱼肉（煎）	100	88	1 ： 0.88
鸡翅（炖）	100	84	1 ： 0.84	蚬子肉（煮）	100	74	1 ： 0.74
鸡爪（卤）	100	85	1 ： 0.85	海螺肉（煮）	100	86	1 ： 0.86
鸭肉（整只切块炖）	100	73	1 ： 0.73	虾仁（煮）	100	69	1 ： 0.69
鸡蛋（煮）	100	99	1 ： 0.99				

注：①各种粗粮米饭原料中大米与杂粮、杂豆的比例约为 1 ： 1；②数据来自家庭实测，因加水量或加热时间不同，数据或有变动。

当然，直接用熟重（湿重）计算主食重量也是可以的，但要注意因为烹调习惯不同（加水量不一致），米饭、米粥、面条的生熟比会有较大变化。在自家厨房准备食物秤，做米饭之前先称一下大米的重量，做好米饭之后再称重，计算一下生大米与熟米饭的比例，这个比例反映了家庭煮饭时习惯的加水量。以后根据这个比例直接称取熟米饭的重量就行。称取的熟米饭放入自己专用的碗或分餐盘中，几次之后无须再称重，用这个碗或分餐盘就可以大致定量。整个过程并不复杂，没有想象的那么麻烦。其他主食类食物亦可如法炮制，进行生熟重量换算、定量。毕竟主食定量是糖尿病饮食管理的重中之重，下点功夫搞清楚是非常有用的。

推荐低 GI 主食类食物

糖尿病患者应尽量选择血糖生成指数（GI）较低的食物，主食类食物尤其要选低 GI 的。各种主食类食物的 GI 值见表 2-3。

一般地，红豆、绿豆、扁豆、芸豆等杂豆类的 GI 是最低的，它们（须提前浸泡 8 ~ 10 小时）与普通大米按 1 ∶ 1 比例搭配做成杂豆饭，其 GI 要明显低于白米饭。

糙米、全麦粉、燕麦、玉米、荞麦、青稞、小米、高粱米、黑米、薏米等全谷物 / 粗杂粮的 GI 也较低，既可以单独食用，如全麦馒头、燕麦片、玉米饼子（窝窝头）、小米饭、高粱米粥、玉米面粥、薏米粥、荞麦水饺等，也可以与普通大米混合做成杂粮米饭（如二米饭、黑米饭、糙米饭、燕麦米饭等），或者与普通小麦面粉混合做成二合面（小麦粉＋玉米粉）馒头、荞麦面条、全麦面包等。

相比而言，白米饭、白馒头、白粥、白面条、白面包这“五白”食物，以及饼干、点心、小零食等精制谷物均属高GI食物，都不适合糖尿病患者食用。这些精制谷物不仅升血糖快，而且饱腹感低，容易吃多，不利于控制体重。还因为精加工损失很多营养素（膳食纤维、B族维生素、矿物质和植物化学物），其整体营养价值明显低于全谷物／粗杂粮。不论是否患糖尿病，都应该减少精制谷物摄入，粗细搭配，增加全谷物／粗杂粮的比例。值得注意的是，有些“粗杂粮”经过精细加工，失去了其消化慢、低GI的本色，如即食燕麦粥、混合燕麦片、普通玉米片、（细磨过的）小米粥等，不再适合糖尿病患者食用。

全谷物、粗杂粮、杂豆类食物种类繁多，颜色、味道和吃法各异，让很多人有眼花缭乱之感。但要增加这些主食类食物其实并不难，只需要养成不吃“五白”食物和饼干、点心、小零食等精制谷物的习惯。吃米饭必吃杂粮饭、杂豆饭，或吃杂豆粥等，吃面食也尽量添加全麦面粉、玉米粉、荞麦粉、青稞粉等。

即使选用蒸煮的马铃薯（土豆）、红薯、芋头、山药等薯类作为主食，其GI也普遍低于“五白”食物和其他精制谷物。不过，煮红薯、马铃薯泥、用微波炉烤的马铃薯的 GI 较高。另外，藕粉、苕粉、粉丝和粉条的 GI 很低，但因为营养价值也较低，所以不推荐作为糖尿病患者的主食。

血糖生成指数（GI）和血糖负荷（GL）

血糖生成指数（glycemic index，GI），又称“升糖指数”，主要用来描述食物对餐后血糖的影响。某种食物 GI 越大，则进食后血糖水平越高，越不利于控制血糖；反之，某种食物 GI 越小，则进食后血糖水平越低，越有利于血糖控制。不言自明，糖尿病患者应选用 GI 较低的食物。

最近 30 年，关于食物 GI 的研究，在很大程度上改变了人们对碳水化合物的认知。GI 在 1981 年由加拿大学者詹金斯（Jenkins）提出，是衡量食物引起血糖反应的一项有效指标，如今已广泛应用于血糖管理、体重控制、心血管病防治、运动员饮食管理、皮肤保养等诸多领域。

GI 实际反映的是食物中碳水化合物消化吸收速度的快慢。凡是容易消化的食物，进食后很快消化吸收（“快吸收”），即碳水化合物很快以血糖（葡萄糖）的形式进入体内，故而 GI 较高；反之，凡是不容易消化的食物，进食后消化吸收较慢（“慢吸收”），即碳水化合物以血糖形式进入体内较慢，故而 GI 较低。比如，全麦粉面包的 GI 为 69.0，而白面包为 87.9，这说明，相对而言，前者是较慢吸收食物，后者是较快吸收食物。

某种食物的 GI 是怎么测定出来的？国家卫健委《食物血糖生成指数测定方法 WS/T 652—2019》中有明确要求。遗憾的是，我们目前看到的大多数食物 GI 数据都不是按照这个标准要求测定的，其测定方法各异，导致很多食物 GI 数值不一致。又因为食物的 GI 值受很多因素影响，包括品种、质地、烹调、温度、水分等，所以不同机构检测的同一种食物 GI 也会有所不同，有的还差很多。总之，食物 GI 值的大小只反映大致趋势，不能绝对化。建议糖尿病患者参考食物 GI 值时，要结合血糖监测，看看吃哪些食物对自己的餐后血糖更友好。

参照食物 GI 进食时，另一个常见的错误是只看食物 GI 值高低，不看食物数量多少。有些糖尿病患者错误地以为粗粮 GI 较低，多吃一些也没关系。实际上，比较不同食物 GI 的高低，必须在“吃同样多”（碳水化合物摄入量相同）这个前提下才是正确的。粗粮 GI 的确低于精制谷物，但如果粗粮摄入量远多于精制谷物，那么吃粗粮的餐后血糖会更高，而不是更低。

也就是说，除了某种食物 GI 高低外，进食量（指碳水化合物摄入量）的多少也会对血糖产生关键性影响。餐后血糖水平是由食物碳水化合物摄入量和食物 GI 共同决定的，把两者综合起来计算就是另外一个衡量食物引起血糖反应的有效指标——血糖负荷（Glycemic Load，GL），其计算公式为：

GL = GI× 某食物中可消化碳水化合物总量 ÷100.

一般地，GL ≥ 20 为高 GL 饮食，表示对血糖影响很大；GL ≤ 10 为低 GL 饮食，表示对血糖影响较小；GL 在 11~19 为中等 GL 饮食，对血糖的影响介于前两者之间。例如，西瓜是高 GI（值为 72），但西瓜的含糖量较低，只有 5.9%，那么 100 克西瓜的 GL 为 4.2（72x 5.9÷100=4.2），属于低 GL。苹果是低 GI（值为 36），100 克苹果含 13.5 克碳水化合物，则 100 克苹果的 GL 为 4.9（36×13.5÷100=4.9），也属于低 GL，但比西瓜高。也就是说，吃 100 克苹果对餐后血糖的影响比吃 100 克西瓜更大。

主食搭配其他食物，降低 GI

已知一种低 GI 食物与一种高 GI 食物混合食用时，其 GI 介于两种食物各自的 GI 之间。比如，馒头（小麦粉）GI 为 85，玉米饼子

GI 为 46，二合面（玉米面 + 面粉）窝头 GI 则为 65。这也是强调主食要粗细搭配的原因，杂豆米饭、杂粮米饭、二合面馒头等都是推荐的主食。

主食与鱼虾、肉类或蛋类搭配食用时，其 GI 会降低。比如，大米饭 GI 为 82，米饭与鱼混合食用 GI 为 37；馒头的 GI 是 88，馒头与酱牛肉混合食用 GI 是 49。鱼虾、肉类和蛋类主要成分为水分、蛋白质和脂肪，本身碳水化合物含量极少（1% ~ 3%），对餐后血糖影响不大。脂肪和蛋白质会使食物在胃内停留时间延长，胃排空变慢，即混合食团由胃进入小肠的速度变慢。而小肠是碳水化合物消化吸收的主要场所。因此，鱼虾、肉类或蛋类食物实际上延缓了主食中碳水化合物消化吸收的速度。这也是人们常常会觉得吃鱼、肉、蛋等食物比单纯吃馒头、米饭更“扛饿”（饱腹感更强）的原因。建议糖尿病患者每餐都要注意搭配，既要有主食，也要有鱼虾、肉类和蛋类等高蛋白食物。

主食与较多蔬菜搭配食用时，其 GI 也会降低。比如，大米饭 GI 为 82，大米饭与蒜薹混合食用 GI 为 58。这主要是因为蔬菜往往含有较多的膳食纤维，尤其是蒜薹、芹菜、韭菜、木耳、蘑菇、海带、魔芋制品等。膳食纤维在小肠内无法消化吸收，因而不会升高血糖。并且，膳食纤维较多时会干扰主食中糖类的消化吸收，减缓餐后血糖升高的速度，使混合食物的 GI 降低。进食时，先吃蔬菜和蛋白质食物，后吃主食，这样的进食顺序对餐后血糖最友好。

另外，烹调蔬菜时常要加食用油。食用油（脂肪）抑制胃排空，使食物由胃进入小肠的速度减慢，进而减慢消化吸收的速度，GI 降低，餐后血糖升高较慢。

总而言之，糖尿病患者最好不要单独食用主食类食物，而要与鱼虾、肉类、蛋类以及蔬菜搭配食用，以获得较低的餐后血糖水平。

计算奶类的摄入量

作为哺乳动物专门用来喂养下一代的“特制产品”，奶类具有很高的营养价值，是优质蛋白质（含量3%左右）、钙（100毫克/100克）、维生素A、维生素B_2的良好来源。奶类也含有一定量的脂肪（3%左右）和碳水化合物（4%～12%不等），对总能量摄入、体重和血糖均有影响。

注意奶类中的碳水化合物

牛奶中的天然碳水化合物是乳糖，乳糖升高血糖的速度较慢，即GI较低，仅为27.6，属于低GI食物。市售酸奶大多添加了5%～8%不等的白砂糖，但其GI为48，并不算高，糖尿病患者仍可食用。奶酪、脱脂牛奶、低脂奶粉、中老年奶粉、早餐奶、巧克力牛奶以及推荐乳糖不耐受者选用的低乳糖牛奶的 GI 均较低，糖尿病患者均可食用。各种奶制品的 GI 值见表 2–4。

总之，奶类既含有丰富的营养，又有助于控制餐后血糖。建议糖尿病患者每天饮奶 300 克（毫升）左右，牛奶、酸奶、奶粉、奶酪等奶制品均可选用。有相当一部分人喝普通牛奶后感觉腹胀、腹部不适、腹痛、腹泻、排气增多等，此种现象医学上称为“乳糖不耐受”，其原因是这些人遗传所致无法正常消化奶类中的乳糖，推荐饮用低乳糖牛奶或酸奶。合并高血脂、脂肪肝或肥胖者推荐饮用脱脂牛奶。不喝奶的人应增加大豆制品的摄入量。

以每日饮牛奶 300 克计算，可提供蛋白质 9 克（300 × 3%=9），钙 300 毫克（300 克 × 100 毫克 /100 克 =300 毫克，约占全天钙推荐摄入量的 40%），同时提供碳水化合物 12 克（300 × 4%=12）和脂肪 9 克（300 × 3%=9）。值得注意的是，如果用 300 克加糖酸奶代替 300 克牛奶，则蛋白质、钙、脂肪等营养素基本不变，但碳水化合物会增加至 36 克（300 × 12%=36），因此糖尿病患者应尽量选用不加糖酸奶或普通牛奶，少喝加糖酸奶（每天不超过 150 克）。

适合糖尿病患者饮用的奶制品

①液态乳

液态乳是最常见、消费量最大的奶类，主要有两类产品，即巴氏消毒奶（简称“巴氏奶”）和超高温消毒奶。前者采用“巴氏消毒”法，消毒时加热温度较低，从70℃到90℃不等；后者加热温度较高，多为132℃～145℃。两者均适合糖尿病患者饮用。一般认为，巴氏消毒奶生产时加热温度较低，维生素破坏少，营养价值略胜一筹。

脱脂奶（脂肪含量≤0.5%）和低脂奶（脂肪含量≤1.5%）更适合糖尿病患者，尤其是合并高血脂、脂肪肝、心血管疾病和肥胖者。

低乳糖牛奶（乳糖含量≤2%）和无乳糖牛奶（乳糖含量≤0.5%）适合乳糖不耐受者。这类奶制品在工厂中用乳糖酶预处理过，使乳糖大部分被分解为葡萄糖和半乳糖等，可以从根本上避免乳糖不耐受现象，且其GI值并不高。

②酸奶

严格地说，酸奶是发酵的牛奶，以生牛乳或乳粉为原料（不允许添加糖或其他原料），经杀菌、接种嗜热链球菌和保加利亚乳杆菌（德氏乳杆菌保加利亚亚种）发酵制成的产品。其营养价值高于普通液态乳，又特别适合乳糖不耐受者食用，因为发酵过程把乳糖转化为乳酸。发酵过程还可以合成一些B族维生素，且保留活的、有助于肠道健康的乳酸菌。

不过，市面上大多数酸奶其实并不是纯酸奶，而是风味酸奶（风味发酵乳）。它们不是纯酸奶，普遍添加了白砂糖和其他原料

（如谷物、果蔬、增稠剂、色素、香料等），其营养价值有所降低，碳水化合物含量明显增加，GI 值也超过普通牛奶，但并不算高，糖尿病患者仍可选用，建议每天以不超过 150 克为宜。

纯酸奶可以用家庭酸奶机自行制得。市面上有各种型号的酸奶机，其基本原理非常简单，就是保持合适的恒温（40℃左右，6 ~ 10 小时），以使牛奶发酵。只要按酸奶机说明书正确使用，制作出来的酸奶口感、卫生状况不次于市售酸奶，而且营养品质更为可靠。糖尿病患者食用家庭自制酸奶时，要少加糖，或者用一些甜味剂，如木糖醇、阿斯巴甜等代替白砂糖。

③全脂奶粉

奶粉是方便、易于保存的奶制品，由鲜奶经浓缩后喷雾加热干燥制成。虽然在加工过程中，有些营养素如维生素 B_1 有所损失，使其整体营养价值不及鲜奶，但是用水冲调后，其营养价值与普通液态奶差别并不大。何况，有相当多的“纯牛奶”产品本来就是用奶粉兑水复原的（复原乳）。因此，糖尿病患者也可以选用普通全脂奶粉。

④奶酪

奶酪（cheese），又称干酪，是通过乳酸菌（或用凝乳酶）发酵使牛奶蛋白质（主要是酪蛋白）凝固，并压榨排除乳清之后制成的奶制品。市面上有多个产品类型，如成熟或未成熟的、软质、半硬质、硬质、特硬质、有涂层的等。奶酪中富含蛋白质、钙、维生素

A 和维生素 D，B 族维生素的含量也非常高。而且奶酪基本不含乳糖，一般也不添加糖，所以是适合糖尿病患者，尤其是乳糖不耐受者的奶制品。

⑤羊奶

羊奶和牛奶相比，各有千秋，营养价值不分高下。羊奶比牛奶更易于消化。根据《中国食物成分表》，羊奶维生素 A、钾和铁含量高于牛奶，但蛋白质和钙的含量则低于牛奶。实际上，羊奶和牛奶作为原料生产的各类乳制品，都执行相同的国家标准（如 GB19645—2010、GB25190—2010）等。所以像牛奶一样，羊奶制品也适合糖尿病患者。

不推荐糖尿病患者饮用的奶制品

①调制乳

早餐奶及各种风味牛奶不是纯牛奶，而是调制乳。它们只含部分（不低于 80%）牛奶，还添加了其他原料，如白砂糖、谷物、胶质、果汁、营养强化剂、香料等。所以整体营养价值（如蛋白质含量≥ 2.3%）低于纯牛奶（蛋白质含量≥ 2.9%），碳水化合物含量和 GI 高于纯牛奶。

②脱脂奶粉

脱脂奶粉指脂肪含量≤ 1.5% 的奶粉，其脂肪含量明显低于全脂奶粉（脂肪含量≥ 26%），但大多数脱脂奶粉添加了白砂糖、麦芽糊精等碳水化合物，其 GI 较高，不适合糖尿病患者食用。当然，少数没有添加白砂糖、麦芽糊精等碳水化合物的脱脂奶粉，糖尿病患者可以食用。

③再制干酪

市面上比纯正干酪（奶酪）更多见的是再制干酪（再制奶酪），它们是在奶酪基础上加入糖类、脂肪、乳化盐、食品添加剂等其他原料制成的。其营养价值远不及纯正奶酪，而且碳水化合物含量较高。

④甜炼乳

甜炼乳又称加糖炼乳，在加工过程中要添加大量（≥ 45%）的蔗糖，营养价值很低，不适合糖尿病患者食用。

不过，炼乳有甜炼乳和淡炼乳之分。淡炼乳一般采用蒸发浓缩的方法制成，不额外加糖，适宜糖尿病患者食用。

⑤牛奶饮料或酸奶饮料

市面上有很多畅销的牛奶饮料、酸奶饮料和乳酸菌饮料，普遍加入较多白砂糖和其他原料，营养价值与牛奶、酸奶不可同日而语，故不适合糖尿病患者饮用。鉴别两类产品的方法是看食品标签上蛋白质含量一项，只要蛋白质含量在 1% 左右的，就是乳饮料，而非奶制品（奶制品蛋白质含量为 3% 左右）。

不食用奶类或奶制品怎么办

牛奶不但富含蛋白质和维生素，还是钙的良好来源。300 毫升普通牛奶大约可以提供 300 毫克钙，约占糖尿病患者每日钙推荐摄入量的 40%。然而，有些糖尿病患者因为种种原因不食用奶制品，那该怎么办呢?

首先，要增加豆腐、干豆腐、豆腐干、素鸡等大豆制品的摄入。半块老豆腐（大约 200 克）或 100 克豆腐干所含钙大致与 1 大杯牛奶（300 毫升）相当。但豆浆、腐竹、内酯豆腐、日本豆腐、千叶豆腐等大豆制品钙含量很少。

其次，要多吃绿叶蔬菜，如油菜、菠菜、茼蒿等。以油菜为例，一餐食用 200 克油菜，能提供 216 毫克钙。如果不食用奶类，建议每天绿叶蔬菜摄入量不低于 300 克。

最后，要常吃虾皮、芝麻酱、海带等富含钙的食物。常见富含钙的食物见表 3–8。

表 3-8　常见富含钙食物的钙含量（按 100 克可食部计）

食物名称	钙（毫克）	食物名称	钙（毫克）
牛奶	107	酸奶	128
豆腐（北）	105	豆腐干	447
虾皮	991	苋菜（红）	178
芝麻酱 *	1170	茼蒿	73
紫菜（干）	264	小葱	72

续表

食物名称	钙（毫克）	食物名称	钙（毫克）
海带（水浸）	241	西蓝花	50
油菜	148	菠菜	66
芹菜茎	80	小叶橘	72

注：带*数据引自《中国食物成分表（2002）》，其他数据引自《中国食物成分表（2019）》，均为中国疾病预防控制中心营养与健康所编著，北京大学医学出版社出版。

注意，不食用奶类的糖尿病患者，如果不特意增加大豆制品和绿叶蔬菜的摄入，将难以满足每日钙需要。此时，糖尿病患者服用钙补充剂，每日补钙400毫克～600毫克是非常必要的。市面上补钙的产品很多，只要有正规的药准字或保健食品批准文号，且剂量合理，就可以选用。但一般认为，碳酸钙是首选的钙补充剂。它的特点是价格低廉，安全有效，吸收率与其他绝大多数钙剂相仿。选择补钙产品的时候，先不要看补钙产品叫什么名字，而是看它包含

喝骨头汤不能补钙

喝骨头汤补钙的说法流传甚广，但骨头汤中的钙含量极少。在实验中，把猪排骨500克，加入水和醋熬制70分钟，得到的骨头汤中仅仅含钙29毫克。若按100克骨头汤计算，只含2.3毫克钙，远不及豆浆，更无法与奶类相比。因此，骨头汤仅适用于调味，而不能用来补钙。

哪些化学成分。除碳酸钙外，还有乳酸钙、醋酸钙、L-苏糖钙、葡萄糖酸钙、骨粉钙、磷酸钙、氨基酸螯合钙等。实践中还要看品牌是否可靠以及价格是否合理等。每日服用钙剂补充600毫克元素钙是安全的，一般不必担心补钙过量造成副作用。

计算大豆制品和坚果的摄入量

大豆包括黄豆、黑大豆和青大豆，其中最常见的是黄豆。大豆制品也称为“豆制品”，但并不包括绿豆、红豆、芸豆、扁豆、蚕豆等杂豆类及其制品。豆浆、豆腐脑、豆腐、豆腐干、腐竹、素鸡等大豆制品是中国居民传统食物之一。

大豆制品一向是健康饮食的组成部分，含有优质蛋白、多不饱和脂肪酸、B 族维生素、钙、锌、膳食纤维、低聚糖、大豆异黄酮、大豆甾醇、大豆皂苷等有益健康的成分。大豆以蛋白质和脂肪为主要成分，不含淀粉和蔗糖、果糖、葡萄糖等简单糖类。大豆中的碳水化合物以膳食纤维和低聚糖为主，不升高餐后血糖，还有助于改善血脂和血压等。因此，根据《中国居民膳食指南（2022）》的建议，推荐糖尿病患者每天摄入 15 克大豆或相当量的大豆制品。

坚果指花生、西瓜子、葵花子、核桃、开心果、松子、杏仁、腰果、南瓜子、榛子等，富含蛋白质、多不饱和脂肪酸、矿物质和维生素，具有很高的营养价值。坚果（栗子、莲子等除外）也很少含淀粉和蔗糖、果糖、葡萄糖等简单糖类，不升高餐后血糖，对预防糖尿病并发症有益。但是，坚果普遍含有大量脂肪，可提供大量能量。100克炒花生仁含有44.4克脂肪，大概相当于45克花生油或豆油，葵花子、核桃和松子的脂肪含量更高。因此，建议糖尿病患者平均每天食用10克左右的坚果（按可食部计），大约1小捧（单手捧）。

一般地，大豆与坚果可以合并计算，推荐糖尿病患者每天摄入25克坚果（10克）和（干）大豆或相当量的大豆制品（15克）。

计算大豆制品蛋白质含量

大豆蛋白质可以说是最好的植物蛋白质，其氨基酸模式接近人体需要，营养价值与肉类接近，在某些情况下（如素食者）甚至可以代替肉类蛋白质。市场上售卖的蛋白粉大多由大豆蛋白组成，另外一些由乳清蛋白组成。

大豆制品的蛋白质含量因加工方法和水分含量有所不同，例如，干大豆蛋白质含量为35%、豆腐平均为8.1%、内酯豆腐为5%、豆浆为1.8%、腐竹（干）为44.6%、素鸡为16.5%、豆腐干为16.2%。常见大豆制品的蛋白质含量见表3-9。

20克干大豆约提供7克蛋白质（20×35%=7），大概相当于豆腐90克（7÷8.1%≈86.4）、豆浆390克（7÷1.8%≈388.9）、豆腐干45克（7÷16.2%≈43.2）、素鸡45克（7÷16.5%≈42.4）、腐竹（干重）15克（7÷44.6%≈15.7）。这些数值只是大致估算，在编制糖尿病食谱时可以根据实际需要增减，或与坚果合并计算。

表3-9　常见大豆制品主要营养素含量（按100克可食部计）

食物名称	水分（克）	能量（千卡）	蛋白质（克）	脂肪（克）	碳水化合物（克）	膳食纤维（克）	钙（毫克）
黄豆	10.2	390	35.0	16.0	34.2	15.5	191
豆浆	93.8	31	3.0	1.6	1.2	—	5
豆腐（均值）	83.8	84	6.6	5.3	3.4	—	78
豆腐（北）	78.6	116	9.2	8.1	3	—	105
豆腐（南）	83.6	87	5.7	5.8	3.9	—	113
豆腐（内酯）	89.2	50	5	1.9	3.3	0.4	17
豆腐干（均值）	61.3	197	14.9	11.3	9.6	—	447
素鸡	64.3	194	16.5	12.5	4.2	0.9	319
豆腐丝	58.4	203	21.5	10.5	6.2	1.1	204
腐竹	7.9	461	44.6	21.7	22.3	1	77
烤麸	68.6	121	20.4	0.3	9.3	0.2	30

注：数据引自《中国食物成分表（2019）》（中国疾病预防控制中心营养与健康所编著，北京大学医学出版社出版）。大豆中碳水化合物主要是膳食纤维和低聚糖，几乎不含淀粉和蔗糖、果糖、葡萄糖等简单糖类。

计算坚果蛋白质含量

不同坚果的蛋白质含量不同，大多在 15% ~ 32%，大致可以按 30% 估算，如 10 克坚果提供 3 克蛋白质（10×30%=3）。在食谱实践中，坚果经常与大豆制品合并计算，约提供 10 克蛋白质。常见坚果的营养成分数据见表 3-10。

表 3-10　常见坚果的主要营养素含量（按 100 克可食部计）

名称	水分（克）	蛋白质（克）	脂肪（克）	碳水化合物（克）	膳食纤维（克）	维生素 E（毫克）	维生素 B_1（毫克）	锌（毫克）
花生仁（炒）	1.8	23.9	44.4	25.7	4.3	14.97	0.12	2.82
西瓜子（炒）	4.3	32.7	44.8	14.2	4.5	1.23	0.04	6.76
葵花子（炒）	2.0	22.6	52.8	17.3	4.8	26.46	0.43	5.91
核桃（干）	5.2	14.9	58.8	19.1	9.5	43.21	0.15	2.17
腰果（熟）	2.1	24	50.9	20.4	10.4	6.7	0.24	5.3
松子（炒）	3.6	14.1	58.6	21.4	12.4	25.20	—	5.49
杏仁（大）	6.2	19.9	42.9	27.8	18.5	—	0.02	4.06
板栗	53.3	4.4	1.6	39.6	2.0	3.94	—	5.6
莲子（干）	9.5	17.2	2.0	67.2	3.0	2.71	0.16	2.78

注：数据引自《中国食物成分表（2019）》（中国疾病预防控制中心营养与健康所编制，北京大学医学出版社出版）。

如何选择大豆制品

大豆制品种类很多，大致可以分为两类，即发酵大豆制品和非发酵大豆制品。前者有豆酱、豆豉、腐乳、纳豆等，后者有豆腐、豆浆、豆腐干、豆腐卷、干豆腐、千张、素鸡、腐竹等。理论上，酱油、豆油和某些以大豆蛋白为主要原料的加工食品，如千叶豆腐、素肉等也是大豆制品，但它们的营养价值远不如普通大豆制品，所以不在推荐之列。常见大豆制品中主要营养素含量见表 3–9。

豆腐干、豆腐、干豆腐、素鸡等大豆制品是饮食钙的良好来源，其所含钙一少部分来自黄豆原料本身，更大部分来自制作过程中加入的凝固剂，如石膏（硫酸钙）和卤水（含氯化钙）等。添加含钙凝固剂越多，则豆腐中钙含量越丰富，比如“老”豆腐（北豆腐）的钙含量就超过“嫩”豆腐（南豆腐）。有些嫩豆腐用葡萄糖酸内酯（不含钙）作为凝固剂，称为内酯豆腐，其钙含量很低。一大盒内酯豆腐（350 克）才含 60 毫克钙。豆浆、腐竹、油豆皮、纳豆等未添加含钙凝固剂的大豆制品含钙量较低。大多数“日本豆腐”是用鸡蛋等原料制作的，不属于大豆制品。千叶豆腐是以提纯的大豆蛋白为原料加工的，虽然口感够“老”，但含钙量极低。

豆浆虽然含钙很少，不能代替牛奶，但豆浆的优势在于最大程度地保留了大豆中的营养素和保健成分。与豆腐、干豆腐、豆腐干、素鸡、腐竹等大豆制品不同，豆浆的制作过程中没有“水洗”工序，所以大豆异黄酮、低聚糖、维生素等水溶性成分得以全部保留。有些家用豆浆机甚至无须过滤去渣，连大豆中的膳食纤维都保留下来，特别值得推荐。但要注意，很多外购的豆浆或豆浆粉都添加了白砂糖、果葡糖浆或麦芽糊精等，营养价值低，对血糖影响较大，不建议糖尿病患者食用。

使用家用豆浆机自制豆浆有很多优点，品质可靠、货真价实、经济省钱、无添加，更接近大豆原味。自制豆浆时加入少量花生，可使豆浆增香并且口感润滑。还可根据自己的口味偏好加入黑豆、青豆、玉米、芝麻等，营养更全面。自制豆浆过滤之后，所剩残渣（豆渣）营养丰富，因富含膳食纤维而对血糖控制格外有益。豆渣可以直接炒食，也可以和面蒸馒头、包包子、做鸡蛋饼等，有助于控制血糖。

关于豆浆的误区还有很多，比如，有人说豆浆不能与牛奶一起喝，或者豆浆不能与鸡蛋一起吃，否则豆浆中的胰蛋白酶抑制剂等会干扰牛奶或鸡蛋中的蛋白质消化吸收。其实，豆浆经过充分加热后，胰蛋白酶抑制剂等物质已经被破坏、灭活，对蛋白质消化吸收的干扰很小，牛奶（或鸡蛋）以及豆浆本身所含蛋白质，均不再受其干扰。

发酵大豆制品，如豆酱、豆豉、腐乳、纳豆等具有独特的营养价值。发酵使大豆中原有的营养物质更容易消化吸收，比如，蛋白质消化率增加，钙和铁的吸收率增加。发酵还合成了一些维生素，如维生素 B_{12}、维生素 B_1 等。大豆本身含有一些抗氧化成分，如维生素 E、黄酮类、多酚类等，发酵大豆制品在发酵过程中会产生新的抗氧化成分，如黄豆苷元和染料木黄酮。这两种异黄酮都是在发酵过程中由原料中的糖甙——大豆甙和染料木甙产生的，对预防糖尿病并发症具有重要价值。

吃坚果的注意事项

根据营养特点不同，坚果可以分成两类，一类是上述的花生、西瓜子、葵花子、核桃、开心果、松子、杏仁、腰果、南瓜子、榛子等，其特点是高脂肪、高蛋白、低碳水化合物；另一类是高碳水化合物、低蛋白、低脂肪的坚果，如板栗、莲子、白果等。显然，糖尿病患者应尽量选用前一类，而不选用后一类。

吃坚果对糖尿病有益。早有研究显示，在2型糖尿病患者的饮食中添加一把核桃，就可以改善病人的血脂状态。坚果特别适合作为零食／加餐食用，建议采用烤制、炒制、煮卤的方法食用坚果，不要油炸，也不要选择加味坚果，加味坚果不但增加了多余的盐、糖和添加剂，还有可能掩盖了不新鲜的味道。购买花生等坚果时，应注意查看是否有霉变（霉斑）。如发现发霉的果粒，或者有“哈喇味”（氧化变质），应该丢弃。另外，有的人对花生、核桃、开心果等坚果有过敏反应，食用后会出现皮肤瘙痒、咽喉水肿等症状。因此，凡对某种坚果过敏者应严禁食用该种坚果。

计算着吃水果

众所周知，水果营养价值较高，是膳食纤维、维生素 C、β－胡萝卜素、B 族维生素、钾、钙、镁等营养素以及类胡萝卜素、类黄酮、花青素等植物化学物质的重要来源。但因为水果含糖（果糖、蔗糖和葡萄糖等），对血糖有明显影响，所以很多糖尿病患者不敢吃水果。不吃水果的做法是错误的，吃水果对糖尿病有益。英国牛津大学、北京大学与中国医学科学院的研究人员对中国 50 万人（包括 4 万多名糖尿病患者）跟踪调查 7 年，发现有 19% 的糖尿病患者从不吃水果，与他们相比，那些每天摄入 100 克新鲜水果的糖尿病患者总体死亡率降低 17%，中风和心肌梗死风险降低 13%，糖尿病肾病和糖尿病眼病的风险降低 28%。由此可见，糖尿病患者不必禁食水果。水果应该成为糖尿病食谱的一部分，每天 100 克～ 200 克，作为加餐食用。

计算水果的碳水化合物含量

大多数新鲜水果碳水化合物含量为6% ~ 30%，一般可以按10%或12%估算。建议糖尿病患者每天食用水果100克～200克，含碳水化合物10克～24克。常见水果中碳水化合物含量见表3-11。

表3-11　常见水果碳水化合物含量（按100克可食部计）

水果	糖类含量（%）	水果	糖类含量（%）
西瓜	6.8	猕猴桃	11.9
香瓜	6.2	桃	10.1
木瓜	7.2	梨	13.1
草莓	7.1	苹果	13.7
哈密瓜	7.9	荔枝	16.6
杧果	12.9	石榴	18.5
李子	8.7	香蕉	22.0
杏	9.1	芭蕉	28.9
柚	9.5	鲜枣	30.5
樱桃	10.2	桂圆干	64.8
葡萄	10.3	干枣	67.8
菠萝	10.8	酸枣	73.3
橙子	11.1	大红枣（干，大）	81.1
小叶橘	8.8	葡萄干	83.4

注：数据引自《中国食物成分表（2019）》（中国疾病预防控制中心营养与健康所编著，北京大学医学出版社2019年出版）。

优先选择低 GI 水果

常见水果的血糖生成指数（GI）由低到高排序见表 3-12。需要注意的是，即使同一种水果在不同检测机构测定的 GI 值也会有所不同，故所有 GI 值只能作为大致参考，不能绝对化。有的水果（如鲜大枣）在不同检测机构测定的 GI 值相差很大，还有的水果（如火龙果、蓝莓等）没有 GI 数据，均未列入表格中。糖尿病患者食用这些水果时，最好配合血糖监测，以确定它们对自己血糖的实际影响。

由表 3-12 可知，大多数水果 GI 较低，如苹果、梨、桃、杏、李子、樱桃、草莓、葡萄、柑、柚等，适合糖尿病患者食用。只有少部分水果 GI 偏高，如西瓜、哈密瓜、菠萝、杧果、芭蕉、香蕉等。

表 3-12　常见水果的血糖生成指数（GI）

食物名称	GI	食物名称	GI
樱桃	22	桃（罐头，含糖浓度低）	52
李子	24	芭蕉（甘蕉、板蕉）	53
柚	25	巴婆果	53
桃	28	杧果	55
香蕉（生）	30	* 红枣干	55
桃（罐头，含果汁）	30	* 红枣干（炖）	56
杏干	31	杏干（国产）	56
* 桃干	35	葡萄（淡黄色，小，无核）	56
苹果	36	* 葡萄干（新疆）	56
梨	36	桃（罐头，含糖浓度高）	58
* 草莓	40	* 木瓜	59

续表

食物名称	GI	食物名称	GI
* 海枣	42	葡萄干	64
柑（橘子）	43	* 红枣干（蒸）	65
* 橙	43	菠萝	66
葡萄	43	哈密瓜	70
猕猴桃	52	* 无花果干	71
香蕉	52	西瓜	72

注：不带 * 数据摘自杨月欣主编的《中国食物成分表标准版（第 6 版第一册）》（北京大学医学出版社，2018 年 8 月出版）；带 * 数据摘自范志红主编的《详解孕产妇饮食营养全书》（化学工业出版社，2017 年 4 月出版）。

水果作为加餐食用

为避免一餐之内摄入太多碳水化合物，一般建议水果不与正餐一起食用或者餐后立即吃水果，宜在两次正餐中间（如上午 10 点或下午 3 点）或睡前一小时吃，也就是作为加餐食用。

值得注意的是，不要用果汁代替水果，因为果汁在压榨、过滤和消毒等加工过程中损失了很多营养素，如膳食纤维、维生素 C、钾等，但糖却被保留下来，有的产品还会添加白砂糖和其他添加剂（甜味剂、防腐剂、凝固剂等）。根据膳食指南的建议，不论是果汁饮料，还是鲜榨果汁，都要归入“游离糖”范围加以限制。糖尿病患者尤其不宜饮用果汁。

计算着吃蔬菜

新鲜蔬菜是维生素C、β－胡萝卜素、维生素B_2、叶酸、钾、铁、钙、镁的良好来源。新鲜蔬菜中碳水化合物含量大多在1%～7%，一般可按4%估算。同时，蔬菜中蛋白质和脂肪含量也很低，大多在0～2%，所以蔬菜本身对总能量摄入、体重和血糖的影响很小。但蔬菜能提供较多膳食纤维且饱腹感较强，有助于降低餐后血糖和管理体重。因此，推荐糖尿病患者多吃新鲜蔬菜，一日三餐均要有蔬菜，全天不少于500克，其碳水化合物含量约为20克（500×4%=20）。

多吃富含膳食纤维的蔬菜

膳食纤维在小肠不能被消化吸收，而且会干扰糖类的消化吸收，降低餐后血糖。高膳食纤维的蔬菜包括粗纤维的，如芹菜、苋菜、秋葵、萝卜缨、空心菜、菠菜、蒜薹、竹笋、茭白、莜麦菜、韭菜、圆白菜、娃娃菜等；菌藻类，如香菇、木耳、紫菜等；鲜豆类，如豆角、芸豆、刀豆、四季豆、荷兰豆等；野菜，如折耳根（鱼腥草）、荠菜、黄花菜、苦菜、甜菜根等；还有水分含量少的，如西蓝花、胡萝卜、菜花、南瓜等。糖尿病患者宜多选用这些高膳食纤维蔬菜。膳食纤维含量最高的 10 种蔬菜见表 3–13。

表 3-13　膳食纤维含量最高的 10 种蔬菜（按 100 克可食部计）

蔬菜排名	食物名称	膳食纤维（克）
1	鱼腥草（根）	11.8
2	金针菜（黄花菜）	7.7
3	黄秋葵	4.4
4	毛豆	4.0
5	牛肝菌	3.9
6	彩椒	3.3
7	香菇	3.3
8	豌豆	3.0
9	春笋	2.8
10	南瓜（栗面）	2.7

实际上，膳食纤维分为可溶性膳食纤维和不可溶性膳食纤维两大类。其中，可溶性膳食纤维干扰糖类消化吸收的作用更强，降低餐后血糖的作用更大。可溶性膳食纤维有一定的黏性，比如秋葵所

含有的黏糊糊、滑溜溜的物质。秋葵膳食纤维含量为3.9%（黄秋葵为4.4%），口感越老的秋葵含膳食纤维越多，其中很大一部分是可溶性膳食纤维。除秋葵外，胡萝卜、西红柿、裙带菜、紫菜、海菜等新鲜蔬菜，也含有较多可溶性膳食纤维。

魔芋制品，如魔芋丝、魔芋块、魔芋片、魔芋球、魔芋豆腐等也含有较多可溶性膳食纤维——葡甘露聚糖。以含有该种成分的食物为主（基本不含淀粉或其他糖类），再与其他食物搭配食用，有助于降低餐后血糖。我们在日常工作中给糖尿病患者设计食谱时，经常会包含一定数量的魔芋制品。魔芋在中国古时称为蒟蒻，日本现在仍然沿用这样的名称。魔芋为天南星科魔芋属多年生草本植物的地下块茎，外观呈扁球形，个儿大。魔芋地下块茎的主要成分（44%～64%）是葡甘露聚糖，因为它遇水后可形成凝胶状，所以又称魔芋胶。葡甘露聚糖吸水性强，黏度大，膨胀率高，摄入后在胃内膨胀产生饱腹感，在小肠内无法消化吸收，还干扰糖类和胆固醇消化吸收，故而有助于降低体重、血糖和血脂。目前，魔芋粉是减重类、降糖类和调脂类食品的热门配料。魔芋丝、魔芋块、魔芋片、魔芋球、魔芋豆腐等魔芋制品可以作为蔬菜食用，适用于多种烹调方法，如炒、炖、煮、煲汤、涮火锅以及凉拌等。

多吃深色蔬菜

蔬菜、水果的颜色多为类胡萝卜素、花青素、多酚类等天然色素，属于植物化学物质。植物化学物质具有多种生理功能，如抗氧化、抗炎、抗癌、调节免疫力、降低胆固醇、抗感染等，有助于防治心脑血管疾病、糖尿病、癌症等慢性病。因此，一般认为蔬菜、水果颜色越深则营养价值越高，建议糖尿病患者多吃深色蔬菜。深色蔬菜应该成为餐桌蔬菜的主角，占所有蔬菜的1/2以上，或每天不低于200克。

深色蔬菜包括深绿色、红黄色和紫黑色的蔬菜。绿叶蔬菜是蔬菜中的佼佼者，集蔬菜之营养优势于一身。绿色主要来自叶绿素，虽然叶绿素本身的营养价值有限，但叶绿素多、光合作用旺盛的叶子可代谢出胡萝卜素、维生素C、B族维生素、钾、钙、膳食纤维等多种营养素。常见的绿叶蔬菜有菠菜、油菜、小白菜、木耳菜、菜心、生菜、韭菜、莜麦菜、绿苋菜、茼蒿、芹菜、空心菜、苦菊、紫背天葵、莴笋、西洋菜、芥蓝、萝卜缨、小葱、荠菜、罗勒（荆芥）、牛皮菜（叶菾菜）等。蒜薹、青椒、尖椒、豆角、四季豆、荷兰豆、豇豆（线豆）、苦瓜和秋葵也是营养价值较高的绿色蔬菜。较常见的红黄色蔬菜有胡萝卜、南瓜、西红柿（番茄）、彩椒、红心萝卜（心里美）、红菜薹（紫菜薹）和红凤菜等。较常见的紫黑色蔬菜有紫甘蓝、紫洋葱、紫茄子、黑番茄等。

西蓝花、羽衣甘蓝、菠菜等深绿色叶菜，以及南瓜、辣椒等红黄色蔬菜富含叶黄素，对预防糖尿病眼病格外有益。叶黄素既是一种植物色素，属于类胡萝卜素大家族，又是构成人眼视网膜黄斑区域的主要色素，具有抗氧化作用。在视网膜内，叶黄素可吸收大量蓝光，蓝光的波长和紫外光接近，能到达视网膜并具有潜在危害性。在到达视网膜上敏感的细胞前，视黄斑处的叶黄素吸收光线中的蓝光，将这种伤害减至最低。还有研究发现，叶黄素对早期的动脉硬化进程有延缓作用。

注意含碳水化合物较多的蔬菜

大多数蔬菜碳水化合物含量很少，多吃一些对血糖有益无害，但也有例外。马铃薯（土豆、洋芋）、红薯（甘薯、地瓜）、紫薯、芋头、山药、莲藕、荸荠等薯蓣类蔬菜，淀粉含量为10% ~ 25%，只能作为主食限量食用（代替主食），不能作为蔬菜随意食用。

毛豆（未成熟的黄大豆）含10.5%的碳水化合物、13.1%的蛋白质和5.0%的脂肪，能量较高，不适合糖尿病患者经常或大量食用。与之类似的还有鲜豌豆（含碳水化合物21.2%、蛋白质7.4%、脂肪0.3%）和鲜蚕豆（含碳水化合物19.5%、蛋白质8.8%、脂肪0.4%），也不适合经常或大量食用。糖尿病患者如果食用这些蔬菜，就必须减少一定量的主食，以免摄入过多碳水化合物和能量。

另外，不要相信多吃南瓜、苦瓜或胡萝卜可以降糖的传言。这些蔬菜的 GI 并不低，南瓜为 75，胡萝卜为 71，明显高于大部分蔬菜和水果。糖尿病患者可以食用这些蔬菜（因为含糖量很低），但不要多吃。

增加蔬菜摄入的方法

多吃蔬菜，餐餐有蔬菜，每天蔬菜摄入量要超过 500 克（1 斤），这是饮食管理血糖的关键点之一。但调查表明，我国人均蔬菜摄入量为 269.7 克，深色蔬菜约占 1/3，大约有 1/5 的人做不到每天摄入新鲜蔬菜。

首先，要增加吃蔬菜的种类和频率，全天吃蔬菜的种类要达到 5 种以上，一日三餐都要有蔬菜，连早餐也不例外。争取每道菜肴，哪怕是荤菜，也尽量加一些蔬菜，比如红烧肉配胡萝卜、羊肉炖萝卜、炒牛肉配洋葱等。三餐之外，还可以把黄瓜、西红柿、水萝卜、胡萝卜、彩椒等蔬菜作为零食吃。蔬菜鲜榨汁（要尽量保留渣，不要加糖）也是很好的零食，如西芹汁、黄瓜汁、芦荟汁、胡萝卜汁、圆白菜汁、番茄汁、菠菜汁、苦瓜汁等。

其次，蔬菜烹调方法要多样化，同一种蔬菜可以用不同的方法烹制成不同的菜肴，不同的蔬菜也可以用同样的方法烹调。烹制蔬菜常用方法有清炒、蒜炒、做汤、做馅、先煮后拌或先蒸后拌、炒肉或炒鸡蛋、蔬菜沙拉或凉拌、蘸酱生吃、炖煮等。蔬菜还可以混入主食中，如蔬菜盖饭、蔬菜面条、蔬菜馅饼、包子、饺子、馄饨、春饼、煎饼、卷饼等。蔬菜榨汁或蔬菜泥可以和面做面食，如南瓜馒头、彩色花卷等。

最后，要掌握蔬菜的定量方法。家庭厨房准备一个食物电子秤是非常方便的，经常称一称烹调之前或之后的食物重量，时间一长经验多了，靠目测就能大致判断食材的重量。如果没有食物秤，可以用一些简便的方法来估算蔬菜重量。以菠菜、茼蒿、菜心、小油菜、韭菜、莜麦菜等绿叶蔬菜为例，中等身材女性的“一把”（图 3–1，拇指和食指轻轻捏在一起围成的维度）大约是 100 克（图 3–2、图 3–3）。韭黄、芹菜、蒜薹、线豆等特别长的蔬菜，不方便用“一把”来衡量，那就切段之后用中等身材女性的“一捧”（图 3–4，两只手合在一起捧起的空间）来定量，“一捧”也约为 100 克（图 3–5）。

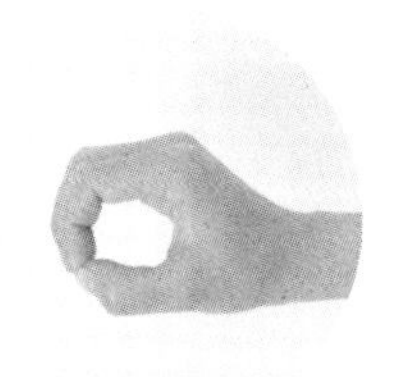
图 3-1　一把

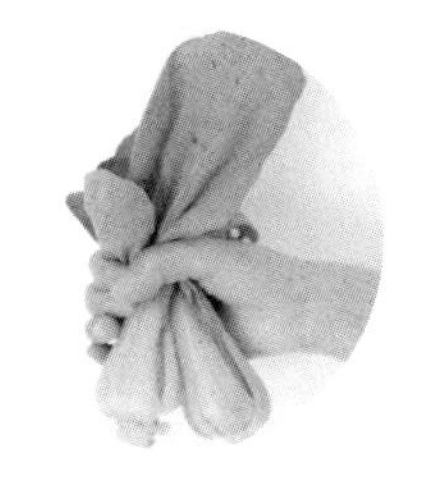
图 3-2　约 100 克油菜

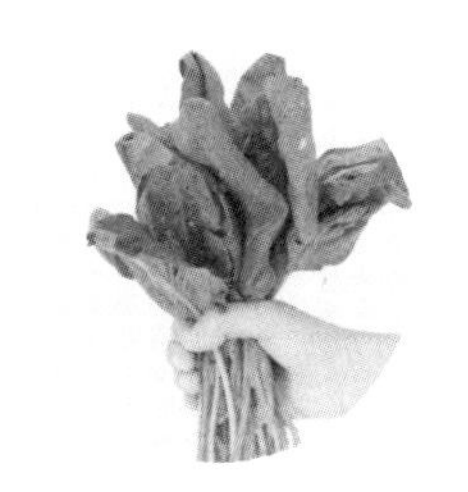
图 3-3　约 100 克菠菜

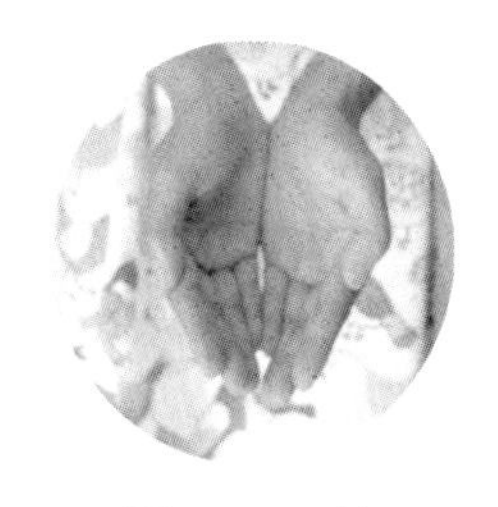
图 3-4　一捧

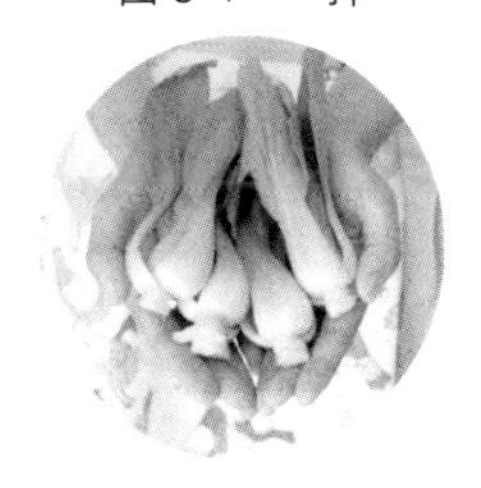
图 3-5　约 100 克油菜

计算着吃畜禽肉类、蛋类和鱼虾类

畜禽肉类、蛋类和鱼虾，以及奶类和大豆制品都含有丰富的优质蛋白质，被称为蛋白质食物。蛋白质是人体所需最重要的营养素，是生命活动的基础，也是身体从脚后跟到头发梢的主要成分。摄入足够的蛋白质对保证糖尿病患者营养供应、增强免疫力和控制血糖、保护肾脏功能等都是非常重要的。

除蛋白质外，畜禽肉类、蛋类和鱼虾类还含有多少不等的脂肪，但碳水化合物含量很少，只有1% ~ 3%，所以不升高餐后血糖，而且与主食类食物搭配食用（先吃蛋白质食物，后吃主食），还可协助降低一整餐的餐后血糖。建议糖尿病患者早、午、晚三餐均搭配适量的蛋白质食物。

计算蛋白质摄入量目标

从满足人体基本营养需要的角度，普通成年人每天摄入 1 克 / 千克体重的蛋白质就够用了。但实际上，因为现在人们生活水平较高，大多数城市成年居民（生活条件较好）饮食摄入的蛋白质要超过 1 克 / 千克体重。本书建议糖尿病患者采用适度低碳饮食，蛋白质的摄入量增加至 1.2 克 / 千克体重～ 1.5 克 / 千克体重。但糖尿病肾病患者（未透析）的蛋白质摄入量应为 0.8 克 / 千克体重～ 1 克 / 千克体重，如果已经透析，蛋白质摄入量应为 1.2 克 / 千克体重。

继续以前述糖尿病患者张某为例 [男性，身高为 170 厘米，体重为 68 千克，其每日食谱总能量为 1800 千卡，碳水化合物所提供的能量占总能量的 50%，每日主食为 230 克（干重），奶类 300 克，水果 100 克～ 200 克，蔬菜 500 克]，张某每日食谱蛋白质摄入量按 1.2 克 / 千克体重计算，则每天应摄入蛋白质 82 克 (68 × 1.2=81.6)。

要强调的是，这些蛋白质不仅仅由畜禽肉类、蛋类和鱼虾提供，奶类、大豆制品和主食也能提供一些蛋白质，甚至蔬菜和水果也可以提供少量蛋白质。

计算主食及其他食物中的蛋白质

主食（谷类、杂豆、薯类等）含有一些蛋白质（见表 3–14），虽然不属于优质蛋白，其氨基酸组成与人体相差较大，营养价值偏低，但仍要计入每日蛋白质摄入总量。谷类蛋白质含量在 10% 左右，杂豆类蛋白质含量在 20% 左右，薯类蛋白质含量在 2% 左右。为了简化计算，一般主食蛋白质含量可按 10%（干重或生重）估算。

根据前文计算，糖尿病患者张某（每日总能量为 1800 千卡）的食谱中，230 克（干重）主食提供 23 克蛋白质（230 × 10%=23），300 克牛奶（奶类蛋白质含量在 3% 左右）提供 9 克蛋白质（300 × 3%=9），30 克大豆和坚果提供 10 克蛋白质，蔬菜和水果的蛋白质含量很少，可以按 1% 估算，500 克蔬菜和 150 克水果提供 6 克蛋白质，这些食物提供的蛋白质合计约为 48 克（23+9+10+6=48）。

计算畜禽肉类、蛋类和鱼虾类的摄入量

糖尿病患者张某（每日总能量为 1800 千卡，体重 68 千克）的食谱中蛋白质摄入量目标为 82 克，主食、奶类、大豆制品和蔬菜、水果等食物提供 48 克蛋白质，还有 34 克（82 – 48=34）蛋白质应由畜禽肉类、蛋类和鱼虾类来提供。常见畜禽肉类、蛋类和鱼虾类食物的蛋白质含量见表 3–14。

表 3-14 主食类、畜禽肉类、蛋类和鱼虾的蛋白质和脂肪含量（按 100 克可食部计）

食物	蛋白质含量（%）	脂肪含量（%）	食物	蛋白质含量（%）	脂肪含量（%）
主食类			**鱼虾类**		
小麦富强粉	10.3	1.1	草鱼	16.6	5.2
挂面	11.4	0.9	鲤鱼	17.6	4.1
切面	8.5	1.6	泥鳅	17.9	2
馒头	7.0	1.1	鲢鱼	17.8	3.6
花卷	6.4	1.0	带鱼	17.7	4.9
稻米	7.9	0.9	黄花鱼	17.7	2.5
米饭	2.6	0.3	鲅鱼	21.2	3.1
玉米面（白）	8.0	4.5	鲳鱼	18.5	7.3
小米	9	3.1	比目鱼（鲽）	21.1	2.3
荞麦	9.3	2.3	海鳗	18.8	5.0
燕麦	10.1	0.2	对虾	18.6	0.8
绿豆	21.6	0.8	基围虾	18.2	1.4
赤小豆 / 红豆	20.2	0.6	海蟹	13.8	2.3
豇豆（干）	19.3	1.2	鲍鱼	12.6	0.8
白芸豆（干）	23.4	1.4	扇贝（鲜）	11.1	0.6
红芸豆（干）	21.4	1.3	海参（干）	55.6	2.4
扁豆（干）	25.3	0.4	海参（水发）	6	0.1
鹰嘴豆	21.2	4.2	鱿鱼（鲜）	17.4	1.6
红薯 / 甘薯	0.7	0.2	海蜇皮	3.7	0.3
马铃薯	2.6	0.2	**畜肉类**		
芋头	1.3	0.2	猪肉（肥瘦）	15.1	30.1
山药 / 薯蓣	1.9	0.2	猪肉（肥）	2.4	88.6
蛋类			猪肉（瘦）	20.3	6.2
鸡蛋	13.1	8.6	猪蹄	22.6	18.8

续表

食物	蛋白质含量（%）	脂肪含量（%）	食物	蛋白质含量（%）	脂肪含量（%）
鸭蛋	12.6	13	猪小排	14.1	32.7
鹅蛋	11.1	15.6	猪肝（新鲜）	19.2	4.7
鹌鹑蛋	12.8	11.1	猪血	12.2	0.3
禽类			午餐肉	9.4	15.9
鸡腿	20.2	7.2	肉松	23.4	11.5
鸡胸脯肉	24.6	1.9	火腿肠	14	1. 4
鸡翅	19	11.5	蒜味肠	7.5	25.4
鸡肝	16.6	4.8	牛肉（肥瘦）	20.0	8.7
鸡（整只）	20.3	6.7	牛肚	14.5	1.6
鸭（整只）	15.5	19.7	牛肉干	45.6	40
鹅（整只）	17.9	19.9	羊肉（肥瘦）	18.5	6.5
火鸡腿	20	1.2	羊血	6.8	0.2
			狗肉	16.8	4.6

注：数据引自《中国食物成分表（2019）》（中国疾病预防控制中心营养与健康所编制，北京大学医学出版社出版）。

可以直接利用表 3–14 中的数据计算畜禽肉类、蛋类和鱼虾的蛋白质含量，但为了简化计算，一般蛋类蛋白质含量按 12%（生重）估算，即一个鸡蛋（生重 50 克）含有 6 克蛋白质（50×12%=6），瘦肉类、鱼虾类蛋白质含量按 20%（生重）估算，即 100 克（生重）瘦肉类或鱼虾类含有 20 克蛋白质。

上例中的张某，每天吃一个鸡蛋，其余 28 克蛋白质（34 – 6=28）由鱼虾类或瘦肉类提供，大约需要摄入 140 克（28÷20%=140，生重）瘦肉类或鱼虾类。一般地，50 克生鲜肉类大致相当于中等身材女性三根手指大小，或成年男性 2 根手指大小。值得注意的是，生肉或鱼虾做熟之后，重量会有很大变化，一般熟的重量会明显减轻，熟重约为生重的 70%。

小结一下糖尿病患者张某（男性，50 岁，身高 170 厘米，体重 68 千克，轻体力劳动，每日总能量 1800 千卡）的食谱中蛋白质食物（奶类、大豆和坚果、蛋类、瘦肉类和鱼虾）的计算过程：

第一步，计算食谱蛋白质目标。

张某的食谱中蛋白质目标值是 82 克（68 千克 ×1.2 克／千克 =82 克）。

第二步，计算主食中蛋白质含量。

主食类 230 克（生重），提供蛋白质 23 克（230 克 ×10%=23 克）。

第三步，计算奶类、大豆坚果和蔬菜、水果中蛋白质含量。

奶类 300 克（毫升），提供蛋白质 9 克（300 克 ×3%=9 克）。

大豆和坚果 30 克，提供蛋白质 10 克（估算）。

蔬菜和水果 650 克，提供蛋白质 6 克（估算）。

第四步，计算鸡蛋中蛋白质含量。

鸡蛋 1 个（50 克），提供蛋白质 6 克（50 克 ×12%=6 克）。

第五步，计算瘦肉类和鱼虾类中蛋白质含量。

上述食物提供蛋白质共计 54 克（23+9+10+6+6=54）。

瘦肉类和鱼虾类 140 克（生重）[(82 − 54) ÷20%=140]。

值得强调的是，在计算食谱蛋白质目标值时，要根据体重来计算，即每千克体重需要 1.2 克～ 1.5 克蛋白质，不受食谱总能量的限制。不过，如果糖尿病患者严重肥胖，体重很大，则不能根据其实际体重来计算，此时应根据其标准体重（计算公式见本章第一节）来计算食谱蛋白质目标值。另外，“每千克体重需要 1.2 克～ 1.5 克蛋白质”这个标准，适用于普通糖尿病、妊娠糖尿病和经透析的糖尿病肾病患者，但不适用于未经透析治疗的糖尿病肾病患者。

蛋白质食物的快捷计算

本书推荐糖尿病患者采用适度低碳（碳水化合物提供的能量占总能量的比例为 50%）和高蛋白（1.2 克 / 千克体重～ 1.5 克 / 千克体重）食谱。要根据蛋白质目标值来计算奶类、蛋类、大豆、坚果、畜禽肉类和鱼虾类等蛋白质食物的摄入量。

每天 300 克奶类（约 9 克蛋白质）、一个鸡蛋（约 6 克蛋白质）和 30 克大豆和坚果（约 10 克蛋白质）是非常重要的，这三种食物合计提供 25 克蛋白质。

食谱中主食摄入量由总能量决定（见表 3-5），其蛋白质含量按 10% 估算，可以计算出主食提供的蛋白质，总的计算公式为：主食中蛋白质 =（能量目标值 ×50%÷4 − 50）÷75%×10%。

其余的蛋白质由瘦肉类和鱼虾类提供（蛋白质含量可按 20% 估算）。当然，再增加一些大豆制品，少吃一些瘦肉类和鱼虾类，也是可以的。

选择蛋类的注意事项

鸡蛋、鸭蛋、鹅蛋、鹌鹑蛋等蛋类，是禽类孕育下一代的卵，含有丰富的营养素，营养价值很高。蛋类蛋白质含量为12%左右，其氨基酸构成与人体需要最为接近，是天然食物中营养价值最高、最优质的蛋白质，超过肉类等其他动物性食物。蛋类（主要是蛋黄）中维生素含量丰富，种类齐全，包括B族维生素、维生素A、维生素D、维生素E、维生素K和少量的维生素C。蛋类也是矿物质的良好来源。蛋黄中矿物质含量为1%～1.5%，其中铁、锌、硒等微量元素尤为丰富。

蛋类脂肪含量为10%～15%，绝大部分脂肪集中于蛋黄，蛋清中脂肪很少。蛋黄中的脂肪很容易消化吸收，因为其所含丰富的卵磷脂起到了乳化作用。蛋黄中还含有大量胆固醇，蛋清则几乎不含胆固醇，其中鹅蛋黄含量最高，每100克鹅蛋黄含胆固醇1696毫克。每100克鸡蛋黄胆固醇含量也达1510毫克。鸭蛋黄胆固醇含量比鸡蛋黄稍多，每100克含1576毫克。

2015年之后，关于饮食胆固醇的科学认知发生了极大改变。对健康人而言，饮食胆固醇多一些并不会导致血液胆固醇升高，也不会导致心血管疾病或糖尿病等。美国膳食指南、中国膳食指南和世界卫生组织饮食建议都取消了饮食胆固醇限量（300毫克／天）。因此，健康人每天吃一两个或更多鸡蛋都是可以接受的。但是，对于血脂异常者，尤其是伴有糖尿病和有心衰风险的患者，鸡蛋每天不要超过一个，其他高胆固醇食物也要限制[（2019 年 12 月美国心脏协会（AHA）发布的科学建议）]。

鸡蛋的吃法很多，煮鸡蛋、蒸蛋羹、炒鸡蛋、煎鸡蛋、荷包蛋、茶叶蛋等均可。鸡蛋还可以炒饭、和面、做馅、做蛋花汤等。一般不建议煎鸡蛋和生吃鸡蛋，前者增加脂肪摄入，后者有细菌污染风险。

选择畜禽肉类和鱼虾类的注意事项

畜禽肉类和鱼虾类是动物身体的肌肉组织，与人体组织有很多相似之处，故其整体营养价值很高。畜禽肉类和鱼虾类中不仅蛋白质含量高（10% ~ 20%），而且其氨基酸构成更适合人体需要，属于优质蛋白质。畜禽肉类和鱼虾类富含赖氨酸和蛋氨酸，这两种氨基酸刚好是谷类和豆类最缺乏的，因此，畜禽肉类和鱼虾类与谷类或豆类搭配食用，可发挥蛋白质互补作用，提升整体膳食的营养价值。

畜禽肉类和鱼虾类普遍含有丰富的维生素，如维生素 A、维生素 D、维生素 E，以及 B 族维生素，如维生素 B_1、维生素 B_2、维生素 B_6、维生素 B_{12} 等。实际上，除不含维生素 C 外，肉类几乎可以提供全部人体所需的主要维生素。

畜禽肉类和鱼虾类普遍含有丰富的矿物质，尤其是微量元素铁、锌、铜、硒的含量最为突出。畜禽肉类和鱼虾类中的铁多为血红素铁，含铁量大，吸收率高（10% ~ 25%），又不受干扰因素影响，是铁营养的可靠保证。畜禽肉类和鱼虾类不但本身提供较多的铁，还能促进植物中铁的吸收，对防治缺铁性贫血具有重要意义。除铁外，畜禽肉类和鱼虾类也是锌、铜、硒等微量元素的良好来源。

一般认为，鱼虾类的营养价值比畜禽肉类更胜一筹，这要归功于鱼虾类所含脂肪。首先，鱼虾类脂肪含量低于畜禽肉类。鱼虾类脂肪含量大多在 5% 以下，如带鱼脂肪含量为 4.9%，小黄花鱼为 3.0%，草鱼为 5.2%，鲤鱼为 4.1%。而畜肉类脂肪含量多在 10% 左右。有些较肥的肉类，脂肪多得惊人，如肥瘦猪肉脂肪含量为 37%，猪小排脂肪含量为 23.1%。其次，鱼虾类脂肪以不饱和脂肪酸为主，含饱和脂肪酸较畜禽肉类少得多。大部分畜禽肉类脂肪以饱和脂肪酸为主，占 40% ~ 60%，而鱼类脂肪中饱和脂肪酸仅占 20% ~ 30%。最后，鱼虾类，尤其是海鱼，还含有两种特殊的多不饱和脂肪酸——二十二碳六烯酸（DHA）和二十碳五烯酸（EPA）。DHA 和 EPA 属于 ω-3 型多不饱和脂肪酸，有助于预防血脂异常和冠心病。很多研究发现，常吃鱼可以降低心脑血管疾病的发病率。DHA 和 EPA 还可以促进生命早期（胎儿、婴幼儿、学龄前儿童）神经系统发育和智力发育。包括糖尿病、高血压、血脂异常等在内的多种慢性病防治指南均建议，适当增加鱼虾摄入，减少畜肉类摄入。

糖尿病患者要少吃红肉，不吃加工肉类。红肉指所有哺乳动物的肌肉，包括猪、牛、羊、马、驴等，不包括禽类（鸡、鸭、鹅）和鱼虾类。加工肉类指肉类经过腌制、发酵、烟熏或其他手段来保存或改善风味，如火腿、香肠、熏肠、腊肉、腊肠、培根、腌肉、热狗、肉干、肉罐头、肉酱等。2015 年 10 月，世界卫生组织下属的国际癌症研究机构（IARC）把加工肉类列为“Ⅰ级致癌物”，把红肉列为“Ⅱa 级致癌物”。Ⅰ级致癌物指确定的致癌物，即有充分的证据证明对人类致癌，就像吸烟致癌一样可信。Ⅱa 级致癌物指可能的致癌物，即对动物致癌，但对人致癌的证据还不充足。研究表明，加工肉类与结肠癌、直肠癌，以及胃癌有密切关系（因果关系）；红肉与结肠癌、直肠癌有密切关系，还与胰腺癌和前列腺癌有关。考虑到糖尿病（高血糖）本身即增加胰腺癌等癌症的发病风险，所以糖尿病患者一定要少吃红肉（≤ 50 克 / 日），不要吃加工肉类。各式各样火腿肠类产品尤其不适合糖尿病患者，大多数此类产品品质低下，营养价值不高（与鲜肉类不可同日而语），还含有 6% ~ 10% 的淀粉（或糊精），有的还要更多些，如很多午餐肠淀粉含量高达 25%。

不过，对妊娠糖尿病或者患有缺铁性贫血的糖尿病患者而言，食谱又必须有一些红肉（50 克 / 日 ~ 100 克 / 日）、动物血液或肝脏，以补充铁，这是防治缺铁性贫血的有效手段。红肉中的血红素铁含量多、吸收率高，还能促进其他食物中铁（非血红素铁）吸收，其他食物很难比拟。吃红肉以“瘦”为佳，如精瘦肉、里脊肉、瘦牛肉、瘦羊肉等，这些肉类蛋白质较多，脂肪较少，维生素 B_1、钾、铁、锌、硒等重要营养素含量远远高于肥肉。相比而言，肥肉、肥瘦肉、五花肉、肥牛、肥羊、羊肉片、排骨等人们吃起来香嫩多汁的肉类则含有更多的饱和脂肪，营养价值也更低。

鸡、鸭、鹅等禽肉类营养价值不低于畜肉类（红肉），且饱和脂肪含量较低。更重要的是，禽肉属于“白肉”，不增加患癌风险，所以多吃禽肉类、少吃畜肉类是可取的做法。

畜禽肉类和鱼虾类应合理烹调

烧烤和油炸肉类食物的烹调方法最不健康，不但会破坏其中的营养成分，还会产生很多成分复杂的有害物质，比如致癌物多环芳香烃、杂环胺、丙二醛等。炖、蒸、煮、烩、炒则比较可取，这几种烹调方法温度不高，对肉中营养素破坏较少，一般也不会产生有害物质或致癌物质，烹调油的用量也易于控制，更适宜糖尿病患者。

计算烹调油的摄入量

糖尿病饮食管理的核心之一是控制总能量，总能量由碳水化合物、脂肪和蛋白质三种营养素提供。前述章节已分别计算了碳水化合物和蛋白质的摄入量，并据此编排了主食、奶类、大豆和坚果、水果、蔬菜、蛋类、畜禽肉类和鱼虾类食物的摄入量。还需要计算脂肪，并据此编排烹调油的摄入量，从而使膳食结构基本完整，糖尿病食谱基本成型。一般建议，糖尿病患者每日烹调油摄入量为30克左右。当然，在总能量允许的前提下，烹调油多摄入一些也是可以的。

计算脂肪提供的能量和脂肪的克数

既然每日食谱总能量是由碳水化合物、脂肪和蛋白质三种营养素提供的，那么从总能量中减去碳水化合物和蛋白质提供的能量，剩下的就是应由脂肪提供的能量，用公式表示如下：

脂肪提供的能量（千卡）= 总能量（千卡）－碳化合物提供的能量（千卡）－蛋白质提供的能量（千卡）。

其中，总能量是由糖尿病患者的标准体重、胖瘦和劳动强度决定的（见本章前文所述），碳水化合物提供的能量（千卡）= 总能量 ×50%，蛋白质提供的能量（千卡）= 蛋白质（克）×4 千卡／克（4 千卡／克的意思是，1 克蛋白质在体内代谢后会产生 4 千卡能量）。

“供能比”与“能量系数”

食谱计算离不开两个基本的概念，即“供能比”与“能量系数”，它们都与碳水化合物、脂肪和蛋白质三大营养素有关。

供能比指某种营养素提供的能量占总能量的比例。比如，适度低碳饮食要求碳水化合物提供的能量占总能量的比例为 40% ~ 50%，就可以说适度低碳饮食的碳水化合物供能比为 40% ~ 50%。又比如，健康饮食要求添加糖提供的能量不能超过总能量的 10%，就可以说添加糖的供能比 < 10%。

能量系数指食物中 1 克碳水化合物、1 克脂肪和 1 克蛋白质在身体内代谢为 4 千卡、9 千卡和 4 千卡能量。能量系数常用于能量与克数的换算。以张某为例，食谱总能量为 1800 千卡，碳水化合物供能比为 50%，蛋白质为 82 克，脂肪为 64 克，则其蛋白质供能比为 18%（82×4÷1800×100% ≈ 18.2%），脂肪供能比为 32%（64×9÷1800×100%=32%）。

以上述糖尿病患者张某为例，食谱总能量为1800千卡，碳水化合物提供的能量占总能量比例为50%，蛋白质摄入量为82克，则其脂肪提供的能量为572千卡（1800 － 1800×50% － 82×4=572）。

根据脂肪提供的能量可以计算出食谱脂肪摄入量目标（克），计算公式如下：

脂肪摄入量目标（克）＝脂肪提供的能量（千卡）÷9千卡／克(9千卡／克的意思是，1克脂肪在体内代谢后会产生9千卡能量)。

继续以上述张某为例，脂肪提供的能量为572千卡，则其脂肪摄入量目标约为64克（572÷9 ≈ 63.6)。

估算食物（不包括烹调油）中的脂肪

烹调油的成分几乎100%是脂肪，但食谱中的脂肪不仅仅来自烹调油，其他食物也含有多少不等的脂肪。主食、蛋类、畜禽肉类和鱼虾类等食物的脂肪含量见表3–14，大豆制品的脂肪含量见表3–9；坚果的脂肪含量见表3–10。

一般地，米饭、馒头等普通主食中脂肪含量很少，可以按1%估算，但要注意，面包、饼干、方便面、油条、油饼等“加油”主食中脂肪含量非常多（不建议糖尿病患者食用)。张某每天摄入230克主食（干重)，提供脂肪约2克（230×1%=2.3)。

普通奶类脂肪含量约为3%，低脂奶类脂肪含量≤1.5%，脱脂奶类脂肪含量≤0.5%。张某每天饮300克奶类大约提供9克(300×3%=9)脂肪。

蔬菜、水果中脂肪含量极少(<0.5%),可以忽略不计。

蛋类脂肪含量约为10%。张某每天吃一个鸡蛋(按50克计)约提供5克(50×10%=5)脂肪。

大豆制品和坚果亦含有一些脂肪。张某每天食用20克大豆和10克坚果,大致提供8克脂肪。

鱼虾类脂肪含量较低,大多不到5%。畜禽肉类的脂肪含量与品种和肥瘦关系很大,可以很低(如精瘦肉为6.2%),也可以很高(如猪小排为23.1%)。这就给我们估算其脂肪含量带来很大困难。为了简化计算,本书建议鱼虾类和畜禽肉类脂肪含量按8%估算。张某每天食用175克鱼虾类和畜禽肉类,大致提供脂肪14克(175×8%=14)。

以张某的食谱为例,上述这些食物一共提供脂肪38克(2+9+5+8+14=38)。

计算烹调油摄入量

因为食谱中脂肪摄入量目标由烹调油和其他食物共同提供,所以烹调油摄入量=[脂肪摄入量目标(克)-其他食物中的脂肪(克)]÷100%。100%的意思是100克烹调油含有100克脂肪。

以糖尿病患者张某为例，其食谱中烹调油＝（64克－38克）÷100%=26克。

大部分糖尿病患者每日能量供应控制在1600千卡～2000千卡，故每日烹调油多在25克～30克。在实际生活中，烹调油难以精确称量，而且使用和食用过程中还有一定损耗，所以建议糖尿病患者不必精确计算食谱中烹调油用量，每日25克～30克即可。这个推荐摄入量与普通人相同，或者说，糖尿病患者与普通人一样，都应该控制烹调油摄入。

控制烹调油摄入的方法

首先，家庭烹调时，要使用带刻度的小油壶（超市有售），不要直接使用大桶油。建议按每人每餐10克～15克定量使用烹调油。

其次，家庭烹调油要多样化，交替食用或混合食用多种植物油，不要总吃一种烹调油。不但要有大豆油、花生油、玉米油、菜籽油等大宗食用油，还要有橄榄油、油茶籽油、亚麻油、芝麻油、核桃油等小品种食用油。条件允许时，尽量买小包装的食用油，不要买很大桶的食用油。可以根据烹调方法来选用不同的烹调油，一般蒸、煮、炖、煲汤和普通炒的温度较低，可以选用橄榄油、亚麻油、核桃油等不宜高温加热的烹调油，而炸、煎、烤和爆炒的温度很高，可以选用大豆油、花生油、玉米油、菜籽油等不怕高温加热的烹调油。

最后，也是最关键的，生活中要多采用蒸、炖、炒、微波炉等用油少的烹调方法，尽量不采用炸、煎、烧等用油多的烹调方法。不要吃油条、油饼、火烧、葱油饼、抛饼等“加油”主食。在做水饺、馄饨、馅饼、包子等馅料食物时要少放油。炒饭、炒菜、炒肉时都要少放油，保持清淡口味。要改掉淋明油的习惯，禁止在炒菜过程中二次放油。在外就餐时，如果发现菜肴太油腻，可以用一碗清水“涮”一下再吃。

另外，糖尿病患者要少吃猪油、牛油、黄油、奶油等动物油。这些动物油以及棕榈油、椰子油和氢化植物油含有很多饱和脂肪酸，根据《中国2型糖尿病防治指南（2020年版）》的建议，糖尿病患者饱和脂肪酸摄入量不应超过饮食总能量的7%。

以上述张某食谱（1800千卡）为例，其饱和脂肪酸摄入量不应超过14克（1800×7%÷9=14）。常见食用油中饱和脂肪酸含量由高到低排序见表3–15。

表3-15　常见食用油中各种脂肪酸含量（%）

食用油名称	饱和脂肪酸（%）	单不饱和脂肪酸（油酸）（%）	ω-6型多不饱和脂肪酸（亚油酸）（%）	ω-3型多不饱和脂肪酸（亚麻酸）（%）
椰子油（丰益研发中心）	86.1	6.5	1.7	0
牛油（板油）	54.4	29.9	1.9	1.0
黄油	52.0	34.0	4.2	1.3

续表

食用油名称	饱和脂肪酸（%）	单不饱和脂肪酸（油酸）（%）	ω-6 型多不饱和脂肪酸（亚油酸）（%）	ω-3 型多不饱和脂肪酸（亚麻酸）（%）
棕榈油（丰益研发中心）	49.4	36.7	9.5	0.2
奶油	42.8	31.4	8.9	3.6
猪油（炼）	41.1	45.6	8.9	未检出
花生油（代表值）	18.4	42.5	34.3	0.1
米糠油（得乐康）	17.7	40.1	35.0	0.6
大豆油（代表值）	15.9	22.7	51.5	6.5
芝麻油（代表值）	13.9	37.8	43.6	0.3
玉米油（代表值）	13.7	29	51.7	0.6
橄榄油（代表值）	13.5	75.1	6.3	0.6
葵花子油（代表值）	10.9	30.2	53.7	0.2
油茶籽油（金龙鱼）	8.8	77.2	9.0	0.2
亚麻油（欣奇典）	8.1	18.7	14.8	56
核桃油	7.2	18.6	64.9	7.7
菜籽油（代表值）	7.0	61.2	19.3	6.8

注：数据引自《中国食物成分表》第六版第一册和第二册（中国疾病预防控制中心营养与健康所编著，北京大学医学出版社）。

编制糖尿病食谱的全过程和关键点

给某位糖尿病患者编制食谱，先要知道每日膳食应该由主食类、蔬菜、水果、蛋白质食物（奶类、大豆和坚果、蛋类、鱼虾类和畜禽肉类等）和烹调油五大类食物构成。然后根据糖尿病饮食营养原则，进行一系列计算来明确每一类食物的大致数量。再从有利于血糖管理和实际生活情况出发，选择符合要求的具体食物，并分配到一日三餐和加餐中。

本节仍以糖尿病患者张某（男性，50 岁，身高 170 厘米，体重 68 千克，从事轻体力劳动）为例，总结糖尿病食谱的完整计算过程。

计算体质指数（BMI），评估其体形胖瘦

体质指数（BMI）= 体重（千克）÷ 身高（米）÷ 身高（米）。

BMI 在 18.5 ~ 23.9 为正常体重，BMI < 18.5 为消瘦，24 ≤ BMI < 28 为超重，BMI ≥ 28 为肥胖。

张某的 BMI=68÷1.70÷1.70=23.5，属于正常体形。

根据身高、体形和劳动强度，计算食谱能量目标值（总能量）

总能量（千卡）= 标准体重（千克）× 每日能量供给量（千卡／千克体重）

其中，“标准体重”计算公式如下：

（男性）标准体重（kg）= [身高（cm）－ 100] ×0.9

（女性）标准体重（kg）= [身高（cm）－ 100] ×0.9 － 2.5

“每日能量供给量”根据体形胖瘦和体力劳动强度查表 3-1。张某属于正常体形和轻体力劳动，其每日能量供给量应为 25 千卡／千克体重～ 30 千卡／千克体重，为方便计算，从中选 28.5。

张某每日所需总能量 =（170 － 100）×0.9×28.5 ≈ 1800 千卡。

大多数糖尿病患者食谱总能量在 1500 千卡～ 2200 千卡，大致分为 1500 千卡、1600 千卡、1700 千卡、1800 千卡、1900 千卡、2000 千卡、2100 千卡和 2200 千卡几个档次。个别糖尿病患者食谱总能量有可能超出这个范围。值得注意的是，总能量只是计算食谱的大致参考，不能绝对化。以张某为例，1800 千卡能量是否适合他本人需要，还得按照1800千卡食谱吃一段时间后，看他体重的变化才能最终确定。

另外，如果肥胖的糖尿病患者想尽快减轻体重，缓解糖尿病症状，建议男性按1400千卡、女性按1200千卡来安排食谱，并且配合足够的运动量。

如果是妊娠糖尿病，食谱总能量直接查表3–2确定，并注意保持孕期适宜的体重增长速度。

根据碳水化合物摄入量目标计算主食类

本书建议糖尿病患者采用适度低碳饮食，即碳水化合物所提供的能量占总能量的50%。主食类的碳水化合物含量约为75%（干重／生重），是碳水化合物的主要来源，但并非唯一来源。奶类、水果、蔬菜也含有一些碳水化合物。要计算主食摄入量，就必须扣除这些非主食类食物提供的碳水化合物，计算公式如下：

主食（克，干重）=（总能量 ×50%÷4 －非主食类食物提供的碳水化合物）÷75%。

其中，“非主食类食物提供的碳水化合物”可以大致估算为50克。一般建议糖尿病患者（不论总能量高低）每日摄入奶类300克（约含碳水化合物12克）、水果100克～200克（约含碳水化合物18克）和蔬菜500克（约含碳水化合物20克）。这些非主食类食物提供碳水化合物总计约 50 克。其实，畜禽肉类、蛋类、鱼虾类、大豆制品和坚果也含有少量碳水化合物，为方便计算，可忽略不计。

因此，计算主食的公式可以进一步简化为：

主食（克，干重）=（能量目标值 ×50%÷4 − 50）÷75%。

以张某为例，其食谱主食摄入量 =（1800×50%÷4 − 50）÷75% ≈ 230（克，干重 / 生重）。

由上述公式可知，糖尿病食谱中主食摄入量主要取决于总能量。不同总能量水平对应不同数量的主食摄入量，可查阅表 3–5。主食的分餐很重要，每餐摄入的主食不宜超过 80 克（干重 / 生重）。

糖尿病食谱中主食至关重要，除要控制摄入量外，还要尽量选择 GI 较低的品种，如全麦馒头、二合面馒头、杂粮米饭、杂豆米饭、燕麦片、玉米饼等粗细搭配或以粗粮为主的主食，尽量避免白米饭、白馒头、白面包、白面条、白粥等纯精制谷物。

保证蔬菜和水果的摄入量

糖尿病患者每天应摄入 500 克新鲜蔬菜和 100 克～ 200 克新鲜水果。蔬菜要多选富含膳食纤维的和深颜色的，水果要选低 GI 的。糖尿病食谱每日蔬菜摄入量超过 500 克也有益无害，但水果摄入量最好不要超过 200 克 / 日。

根据蛋白质摄入量目标计算蛋白质食物

本书建议糖尿病患者采用适度低碳、高蛋白饮食，食谱每日蛋白质摄入量目标计算公式为：

蛋白质摄入量目标 = 实际体重（千克）×1.2 克 / 千克体重～ 1.5 克 / 千克体重。

以张某为例，其体重为 68 千克，故食谱蛋白质摄入量目标为 68×1.2 ≈ 82 克。

这些蛋白质将由主食、蔬菜、水果和蛋白质食物（指奶类、蛋类、鱼虾类、畜禽肉类、大豆制品和坚果）共同提供。其中，主食在前面已经计算确定了；蔬菜和水果分别确定为 500 克和 150 克（100 克～ 200 克）。主食蛋白质含量按 10% 估算，故主食提供的蛋白质 = 主食（克，干重）×10%。张某的食谱中主食提供蛋白质 23 克（230×10%=23）。蔬菜、水果、蛋白质含量按 1% 估算，500 克蔬菜和 150 克水果提供蛋白质约 6 克［(500+150) ×1%=6.5］。

蛋白质食物提供的蛋白质 = 蛋白质摄入量目标 − 主食和蔬菜及水果提供的蛋白质。对张某而言，其食谱中奶类、蛋类、鱼虾类、畜禽肉类、大豆制品和坚果等食物要提供蛋白质 53 克（82 − 23 − 6=53）。具体安排如下：

奶类确定为 300 克。奶类蛋白质含量按 3% 估算，300 克奶类提供蛋白质 9 克（300×3%=9）。蛋类确定为 50 克（一个鸡蛋）。蛋类蛋白质含量按 12% 估算，50 克蛋类（一个鸡蛋）提供蛋白质 6 克（50×12%=6）。大豆和坚果确定为 30 克，大约可以提供 10 克蛋白质。这三类食物共计提供蛋白质 25 克（9+6+10=25）。

瘦肉类和鱼虾类的蛋白质按 20% 估算（生重）。瘦肉类和鱼虾类的摄入量 =（蛋白质食物提供的蛋白质 − 25 克）÷20%。张某的食谱中肉类和鱼虾类的摄入量 =（53 − 25）÷20%=140（克，生重）。一般建议普通糖尿病患者多选鱼虾类、禽肉类，少吃红肉，不吃加工肉类，但对于妊娠糖尿病或合并缺铁性贫血的糖尿病患者，每日食谱中要有 100 克左右红肉，有时还要特意摄入动物肝脏和动物血。

大致确定烹调油摄入量

烹调油摄入量可以根据食谱脂肪摄入量目标来计算，计算过程比较复杂。脂肪摄入量目标可以用总能量扣除碳水化合物和蛋白质提供的能量来计算。再估算主食、蔬菜、水果和蛋白质食物提供的脂肪。两者的差值就是烹调油应该提供的脂肪。最后根据烹调油中脂肪含量几乎为 100%，计算出食谱中烹调油摄入量。

经过上述计算会发现，大多数食谱的烹调油摄入量在 30 克左右。考虑到实际生活中精确定量烹调油是比较困难的，所以无须计算就可以把糖尿病食谱烹调油摄入量大致确定为每日 20 克～ 30 克。

生活中要控制烹调油使用量，不要吃油炸食品、油腻菜肴和

“加油”主食，家庭烹调时要用带刻度的小油壶定量用油。家庭烹调油的品种要多样化，最好有橄榄油、油茶籽油、亚麻油、核桃油等。

把计算好的食物分餐，形成食谱，再做成饭菜

经过以上计算，张某每日食谱（1800 千卡）中各类食物摄入量大致是主食 230 克（干重／生重）、蔬菜 500 克、水果 100 克～200 克、大豆和坚果 30 克、奶类 300 克、鸡蛋 50 克（一个）、鱼虾类和瘦肉类 140 克、烹调油 26 克，以及盐 5 克。

在上述食物中，蔬菜、水果、奶类和鸡蛋的定量比较简单。鱼虾类和瘦肉类 140 克指生鲜的重量（不是熟的重量），而且指可食部分的（不包括骨头、壳和内脏等丢弃部分）重量。烹调油 26 克可以用小油壶，或者根据自家用油总量折算，烹调油对血糖的影响较小，大致定量即可。盐 5 克要用小盐勺，平均每人每餐不到 1 勺（2 克）食盐。

主食类 230 克指大米、面粉等原料的生重（干重），一般大米或杂粮做成米饭或杂粮米饭的生熟比是 1 ∶ 2.2，即 100 克生米或杂粮能做出 220 克米饭或杂粮米饭；面粉和馒头的生熟比是 1 ∶ 1.5，即 100 克面粉可以做出 150 克馒头。薯类与谷类的换算大致是：50 克大米相当于马铃薯（土豆）250 克、红薯（地瓜）200 克、山药 300 克、芋头 300 克。

30克大豆和坚果在食谱中一般可以这样安排：用10克坚果作为加餐，20克大豆可以折算成老豆腐70克、素鸡40克、豆腐干50克、干豆腐40克、腐竹25克或豆浆300毫升。

根据以上说明，把本例张某每日食物分配到早、午、晚三餐和加餐，举例如下：

早餐：主食75克（全麦馒头约110克），牛奶200克，鸡蛋1个，蔬菜100克，烹调油2克。

上午加餐：水果150克，坚果10克。

午餐：主食80克（杂粮米饭约180克），鱼虾类70克（生重），蔬菜200克，烹调油12克。

晚餐：主食75克（杂粮米饭165克），禽肉类70克（生重），大豆20克或相当量大豆制品，蔬菜200克，烹调油12克。

晚加餐：酸奶100克。

接下来要做的是，在每一类食物中选择具体品种，互相搭配烹制成菜肴。搭配食物时可以采用“四格配餐法”（见下一章）。这里给出适合本例张某的1800千卡糖尿病一周食谱及说明。该1800千卡一周食谱是我们用完整的软件计算方法编制的，适用于身高在170厘米左右、体形正常（不胖不瘦）、从事轻体力工作的糖尿病患者，或者身高在180厘米左右、肥胖、从事轻体力工作的糖尿病患者，以及其他经过计算每日总能量级别为1800千卡的糖尿病患者。至于其他能量级别的示范食谱，请见笔者编写的《减糖控糖饮食书》。

1800千卡一周食谱示范

因为本食谱是利用《中国食物成分表》数据完整计算出来的，且进行了营养素分析评价，所以各种食物的重量（均为生重）与上述估计值可能不完全相同，请以本食谱精确计算的具体食物重量为准。周一至周日的食谱分别见表3–16～表3–22，食谱营养素分析评价见表3–23。

表3-16　1800千卡食谱示范（周一）

餐次	菜肴名称	配料	用量（g）	油用量（g）
早餐*	全麦面包	小麦面粉	20	
		全麦面粉	50	
	蒜蓉炒双花	西蓝花	40	亚麻油7
		菜花	40	
		湿木耳	20	
	煮鸡蛋	鸡蛋	50	
	牛奶	牛奶	200	
早加餐*	水果	樱桃	150	
午餐*	糙米饭	糙米	35	
		大米	35	
	蒜香煎鸡腿肉	鸡腿	70	豆油4
	韭菜炒豆芽	绿豆芽	30	豆油3
		韭菜	60	
	彩椒炒荷兰豆	彩椒	40	豆油3
		荷兰豆	60	
		山药	40	

续表

餐次	菜肴名称	配料	用量（g）	油用量（g）
午加餐＊	不加糖酸奶	不加糖酸奶	150	
晚餐＊	糙米饭	大米	35	
		糙米	35	
	芹菜炒香干	芹菜	100	葡萄籽油 3
		胡萝卜	20	
		香干	30	
	清蒸龙利鱼	龙利鱼	60	橄榄油 2
	番茄魔芋炒有机花菜	番茄	50	橄榄油 3
		有机菜花	50	
		猪肉（肥瘦）	20	
		魔芋丝	30	
晚加餐＊	坚果	开心果	15	

注＊：早、午、晚三餐和加餐的照片和点评见图 3-6、图 3-7 和图 3-8。

早餐和上午加餐食谱点评：糖尿病患者吃面包最好选全麦面包，还必须搭配一些蔬菜（如西蓝花、菜花和木耳），再加上蛋白质食物（如鸡蛋和牛奶）一起食用，才能管理好餐后血糖。普通面包、不搭配蔬菜或蛋白质食物，都不利于血糖管理。西蓝花和菜花可以炒，也可以水煮后凉拌，操作

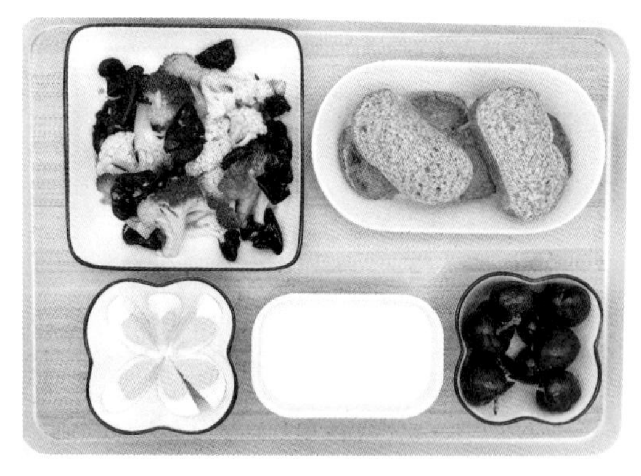

图 3-6　1800 千卡食谱周一早餐和上午加餐

十分简单。

上午加餐是樱桃，樱桃营养价值很高，GI较低。也可以用柑橘、苹果、梨、桃等低GI水果代替。

午餐和下午加餐食谱点评：糙米饭中普通大米和糙米的比例为1∶1，糙米需要提前浸泡6～8小时，或提前煮开15分钟，才能与大米一起煮。糙米加工精度很低，属于全谷物，特别适合糖尿病患者作为主食食用。糙米口感粗糙，与大米混合做饭可以改善口感。

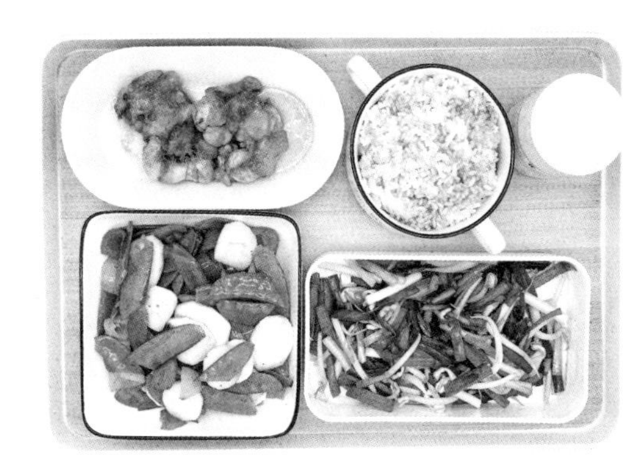

图3-7　1800千卡食谱周一午餐和下午加餐

蒜香煎鸡腿要先将鸡腿肉去皮腌制30～60分钟，用不粘锅加少许油煎熟。韭菜、豆芽、彩椒和荷兰豆都是营养价值较高的蔬菜，用以增加膳食纤维摄入，增强饱腹感和管理餐后血糖。

下午加餐选择不加糖酸奶，可以缓解两餐之间的饥饿感，又有利于维持血糖平稳，避免发生低血糖。

晚餐和晚上加餐食谱点评：为了缩短整体做饭时间，建议一次多做一些主食，按重量分装后冷藏或者冷冻保存，待下次食用前彻底加热即可。午餐中的糙米饭就可以晚餐继续食用。

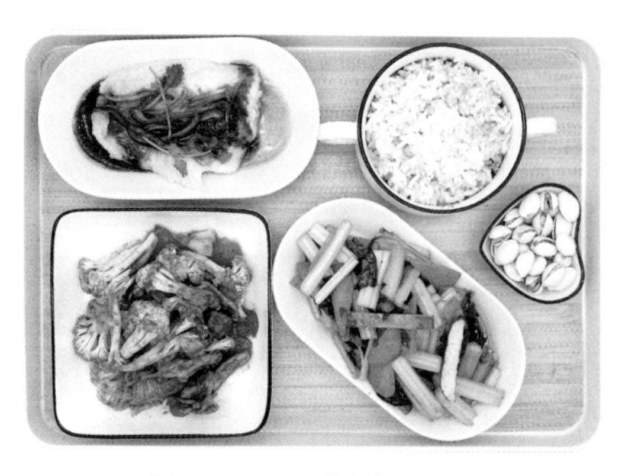

图 3-8　1800 千卡食谱周一晚餐和晚上加餐

芹菜炒香干富含维生素和蛋白质，能量也不高，对稳定血糖有益。清蒸龙利鱼低盐、低脂，又营养丰富，补充优质蛋白的同时抑制餐后血糖升高。番茄魔芋炒有机花菜是一道典型的控糖菜肴，西红柿可以增加菜肴的风味，可多可少，魔芋丝让菜肴控糖效果更好。这道菜既可以做成炒菜，也可以做成汤菜。

晚上加餐吃一小把开心果，大约 15 克左右，注意选择原味开心果为宜，不选加味的。

表 3-17　1800 千卡食谱示范（周二）

餐次	菜肴名称	配料	用量（g）	油用量（g）
早餐	二合面馒头①	玉米面	35	
		小麦面粉	35	
	菠菜魔芋丝炒木耳②	菠菜	80	7
		湿木耳	20	
		魔芋丝	30	
	牛奶	牛奶	150	
	水煎蛋	鸡蛋	50	
早加餐	蓝莓	蓝莓	150	

续表

餐次	菜肴名称	配料	用量（g）	油用量（g）
午餐	红豆米饭	红豆	40	
		大米	40	
	彩椒炒杏鲍菇	杏鲍菇	70	3
		彩椒	30	
	西红柿炖牛腩	西红柿	50	4
		牛腩	60	
		土豆	50	
	白灼菜心	菜心	100	3
午加餐	坚果	杏仁	15	
晚餐	藜麦米饭[③]	藜麦	40	
		大米	40	
	煮海虾	海虾	60	
	蔬菜豆皮番茄汤	小白菜	50	4
		西红柿	30	
		豆腐丝	40	
		海带	30	
		魔芋丝	20	
	香菇烧油菜	油菜	70	4
		香菇	30	
晚加餐	牛奶	牛奶	150	

注：①二合面馒头一般指玉米面与普通小麦面粉或全麦面粉混合（玉米面比例约为50%）和面发酵蒸制。玉米面的GI较其他面粉低一些，有利于控制餐后血糖。

②菠菜魔芋丝炒木耳是补充膳食纤维的菜肴，尤其是魔芋丝含有可溶性的膳食纤维——葡甘露聚糖，它在小肠无法消化吸收，会干扰葡萄糖和胆固醇吸收，有助于控制餐后血糖和血脂。

③藜麦米饭是特别适合糖尿病患者的主食，藜麦无须浸泡，按照1∶1或1∶2的比例与大米混合做饭即可（藜麦提前浸泡半小时或1小时，口感更好）。

表 3-18 1800 千卡食谱示范（周三）

餐次	菜肴名称	配料	用量（g）	油用量（g）
早餐	全麦面包	小麦面粉	20	
		全麦面粉	40	
	玉米楂粥[①]	玉米楂	20	
	卤鸡蛋	鸡蛋	50	
	牛奶	牛奶	200	
	凉拌紫甘蓝	紫甘蓝	90	7
		香菜	10	
		黑芝麻	5	
		圣女果	20	
早加餐	水果	柚子	150	
午餐	绿豆米饭	大米	35	
		绿豆	35	
	芦笋口蘑炒肉丝	芦笋	80	4
		口蘑（鲜）	20	
		猪肉（肥瘦）	30	
	蒜蓉炒空心菜	空心菜	100	3
	煎巴沙鱼	巴沙鱼	60	3
午加餐	坚果	核桃	15	
晚餐	绿豆米饭	大米	35	
		绿豆	35	
	小炒肉[②]	猪肉（里脊）	30	4
		尖椒	50	
	魔芋丝炒小白菜[③]	小白菜	80	3
		魔芋丝	50	
	海带丝拌豆腐丝	海带丝	50	1
		干豆腐	30	
晚加餐	牛奶	牛奶	200	

注：①玉米楂粥是东北很多地方的传统吃法，玉米楂的颗粒有大有小，但 GI 都较低，特别适合糖尿病患者食用。

②小炒肉是很家常的吃法，不吃辣椒者可以把尖椒换成不辣的青椒。

③魔芋丝炒小白菜的做法：起锅，锅热后加油，葱、蒜爆锅，然后加入小白菜炒软，再加入魔芋丝翻炒均匀，调味即可。

表 3-19　1800 千卡食谱示范（周四）

<table>
<tr><th>餐次</th><th>菜肴名称</th><th>配料</th><th>用量（g）</th><th>油用量（g）</th></tr>
<tr><td rowspan="5">早餐</td><td rowspan="2">杂粮馒头</td><td>全麦面粉</td><td>40</td><td></td></tr>
<tr><td>小麦面粉</td><td>30</td><td></td></tr>
<tr><td>牛奶</td><td>牛奶</td><td>200</td><td></td></tr>
<tr><td>卤鹌鹑蛋</td><td>鹌鹑蛋</td><td>50</td><td></td></tr>
<tr><td>蒜蓉炒茼蒿</td><td>茼蒿</td><td>100</td><td>7</td></tr>
<tr><td>早加餐</td><td>水果</td><td>李子</td><td>150</td><td></td></tr>
<tr><td rowspan="11">午餐</td><td rowspan="2">绿豆米饭</td><td>大米</td><td>40</td><td rowspan="2"></td></tr>
<tr><td>绿豆</td><td>40</td></tr>
<tr><td rowspan="3">芹菜炒木耳</td><td>芹菜</td><td>60</td><td rowspan="3">4</td></tr>
<tr><td>木耳</td><td>25</td></tr>
<tr><td>胡萝卜</td><td>20</td></tr>
<tr><td rowspan="3">三文鱼菠菜炖豆腐①</td><td>三文鱼</td><td>50</td><td rowspan="3">3</td></tr>
<tr><td>南豆腐</td><td>40</td></tr>
<tr><td>菠菜</td><td>50</td></tr>
<tr><td rowspan="3">干锅娃娃菜</td><td>娃娃菜</td><td>80</td><td rowspan="3">3</td></tr>
<tr><td>猪肉（里脊）</td><td>20</td></tr>
<tr><td>魔芋丝</td><td>30</td></tr>
<tr><td>午加餐</td><td>坚果</td><td>榛子</td><td>10</td><td></td></tr>
<tr><td rowspan="12">晚餐</td><td rowspan="2">二米饭②</td><td>小米</td><td>40</td><td rowspan="2"></td></tr>
<tr><td>大米</td><td>40</td></tr>
<tr><td rowspan="4">鱼香肉丝</td><td>猪肉（里脊）</td><td>60</td><td rowspan="4">4</td></tr>
<tr><td>湿木耳</td><td>10</td></tr>
<tr><td>胡萝卜</td><td>10</td></tr>
<tr><td>青椒</td><td>10</td></tr>
<tr><td>白灼菜心</td><td>菜心</td><td>120</td><td>3</td></tr>
<tr><td rowspan="5">番茄菌菇汤③</td><td>香菇</td><td>30</td><td rowspan="5">1</td></tr>
<tr><td>青椒</td><td>10</td></tr>
<tr><td>西红柿</td><td>30</td></tr>
<tr><td>水发木耳</td><td>15</td></tr>
<tr><td>金针菇</td><td>20</td></tr>
<tr><td>晚加餐</td><td>牛奶</td><td>牛奶</td><td>200</td><td></td></tr>
</table>

注：①三文鱼菠菜炖豆腐的做法通常是菠菜炖豆腐中加入三文鱼（切丁）。

②二米饭是把小米与大米按照 1 ： 1 的比例混合做成米饭，口感很好。小米无须提前浸泡，直接与大米混合做饭即可。或者把小米提前浸泡半小时或 1 小时，二米饭口感更好。

③番茄菌菇汤里用到香菇、木耳和金针菇，它们都是很常见的食用菌。食用菌含有糖类、膳食纤维、维生素、矿物质以及菌类多糖等，而且含有维生素 B_{12}、维生素 D 等糖尿病患者容易缺乏的营养物质，对控制餐后血糖亦有帮助，建议糖尿病患者每天食用。

表 3-20　1800 千卡食谱示范（周五）

餐次	菜肴名称	配料	用量（g）	油用量（g）
早餐[①]	全麦面条	全麦面粉	50	
		油菜	50	
	黄瓜拌豆腐丝	黄瓜	40	7
		豆腐丝	30	
		黑芝麻	5	
	牛奶	脱脂牛奶	200	
	五香鹌鹑蛋	鹌鹑蛋	60	
早加餐	水果	橙子	150	
午餐[②]	藜麦米饭	藜麦	35	
		大米	35	
	蒜苗炒鱿鱼花	蒜苗	80	3
		鱿鱼	50	
	秋葵炒木耳	秋葵	80	2
		湿木耳	20	
	肉末烧冬瓜	猪肉（肥瘦）	20	3
		冬瓜	80	
午加餐	坚果	开心果	15	
晚餐[③]	藜麦米饭	藜麦	40	
		大米	40	
	排骨莲藕煲	排骨	40	3
		莲藕	30	
		鲜玉米	30	
		海带	15	
	什锦蔬菜沙拉	西生菜	40	2
		圣女果	30	
		小水萝卜	20	
		紫甘蓝	20	
		莜麦菜	30	
	彩椒炒豆芽	彩椒	20	3
		绿豆芽	60	
		韭菜	20	
晚加餐	牛奶	脱脂牛奶	150	

注：①早餐是典型的“四格配餐”模式（见第四章），即主食（全麦面条）、牛奶、蛋类（鹌鹑蛋）和蔬菜／素菜（黄瓜拌豆腐丝）。

②③午餐和晚餐也都是典型的“四格”模式，即 1 份粗细搭配的主食，1 份蛋白质食物／荤菜和 2 份蔬菜／素菜。午餐的 1 份主食是藜麦米饭，1 份荤菜是蒜苗炒鱿鱼花，2 份素菜是秋葵炒木耳和肉末烧冬瓜。晚餐的 1 份主食是藜麦米饭，1 份荤菜是排骨莲藕煲，2 份蔬菜是什锦蔬菜沙拉和彩椒炒豆芽。

表 3-21　1800 千卡食谱示范（周六）

餐次	菜肴名称	配料	用量（g）	油用量（g）
早餐	全麦馒头	全麦面粉	50	
		小麦面粉	30	
	番茄炒海鲜菇	番茄	60	7
		海鲜菇	40	
	牛奶	纯牛奶	200	
	蒸蛋羹	鸡蛋	60	
早加餐	桃子	桃子	150	
午餐	红豆米饭	大米	40	
		红豆	40	
	柠檬手撕鸡腿	鸡腿	70	3
		洋葱	40	
		香菜	10	
	魔芋木耳炒娃娃菜 *	湿木耳	10	4
		娃娃菜	80	
		胡萝卜	10	
		魔芋丝	30	
	蚝油西蓝花	西蓝花	100	3
午加餐	不加糖酸奶	不加糖酸奶	150	
晚餐	燕麦米饭	大米	40	
		燕麦	40	
	蒜泥油菜	油菜	100	2
	香煎巴沙鱼	巴沙鱼	60	3
	彩椒炒荷兰豆	荷兰豆	60	3
		彩椒	30	
		香干	20	
晚加餐	坚果	腰果	15	

注 *：魔芋木耳炒娃娃菜的做法很简单，热锅下油，葱、蒜爆锅，先加入娃娃菜翻炒，待娃娃菜炒软后再加入木耳丝、魔芋丝、胡萝卜丝翻炒均匀，最后加入盐调味即可出锅。

表 3-22　1800 千卡食谱示范（周日）

餐次	菜肴名称	配料	用量（g）	油用量（g）
早餐	燕麦粥	燕麦	30	
		大米	20	
	鹌鹑蛋	鹌鹑蛋	50	
	蒜蓉炒茼蒿	茼蒿	100	7
	全麦面包	全麦面粉	20	
早加餐	水果	杏	150	
	牛奶	牛奶	200	
午餐	红豆米饭	红豆	40	
		大米	40	
	香煎三文鱼 *	三文鱼	60	4
	蒜炒空心菜	空心菜	120	3
	奶白菜蘑菇炖豆腐	奶白菜	80	3
		蘑菇	20	
		豆腐	40	
午加餐	坚果	核桃	15	
晚餐	红豆米饭	红豆	40	
		大米	40	
	蚝油炒西蓝花	西蓝花	100	3
	金针菇锡纸烤羊肉卷	金针菇	30	3
		西红柿	30	
		羊肉（肥瘦）	50	
		魔芋丝	50	
	菠菜猪肝汤	菠菜	30	2
		猪肝	25	
		枸杞子	2	
晚加餐	牛奶	牛奶	150	

注 *：香煎三文鱼的做法是先把三文鱼均匀地抹上少许食盐，腌渍 5 分钟（另加少量柠檬汁更佳），然后在不粘锅中加入油，将三文鱼煎至两面金黄即可。可根据个人喜好撒黑胡椒碎调味。

表 3-23　1800 千卡一周食谱综合评价

指标		实际摄入	推荐摄入	实际摄入量达到推荐量百分比（%）
能量及核心营养素摄入量	能量（kcal）	1813	1800	100
	碳水化合物供能比（%）	50%		
	碳水化合物（g）	225.7		
	蛋白质供能比（%）	19%	15% ~ 20%	
	蛋白质（g）	85.9	1.2 ~ 1.5g/kg	
	脂肪供能比（%）	31%	≤ 35%	
	脂肪（g）	63.4		
维生素、矿物质营养素摄入量	维生素 A（μg）	821	800	102.6
	维生素 C（mg）	160.5	100	160.5
	维生素 D（ug）	9	10	90.0
	叶酸（ug）	516.1	400	129.0
	维生素 B_1（mg）	1.13	1.2	94.2
	维生素 B_2（mg）	1.51	1.2	125.8
	钙（mg）	940	800	117.5
	铁（mg）	21.6	12	180.0
	锌（mg）	11.7	12.5	93.6
	硒（ug）	56.45	60	94.1
	镁（mg）	429	330	130.0
三餐供能比（%）	早餐及早加餐	33%	30% ~ 35%	
	午餐及午加餐	34%	30% ~ 35%	
	晚餐及晚加餐	33%	30% ~ 35%	

评价结论：

①能量和碳水化合物、蛋白质、脂肪摄入量符合 1800 千卡能量级糖尿病患者需要。

②维生素A、维生素C、维生素D、叶酸、维生素B_1、维生素B_2、钙、铁、锌、硒、镁均达到推荐量的90%以上，能够充分满足糖尿病患者的营养需要。

③食谱中食材种类多样、齐全（日均摄入20种以上食材），其数量兼顾营养素、饱腹感和血糖控制。保证了全谷物/粗杂粮、蔬菜、菌藻类和奶类摄入量，多次食用魔芋制品，畜禽肉类、鱼虾类、蛋类和大豆制品摄入量亦有保证。

④食谱采用“3+3”模式，三餐和加餐能量分配合理，餐次比合理。加餐多采用奶类（纯牛奶或酸奶）、坚果及GI较低的水果。

⑤烹调油推荐使用橄榄油、茶籽油、亚麻油、香油等多种植物油，全天25克；建议使用低钠高钾盐，全天用量不超过5克。

第四章

用四格配餐法管理糖尿病饮食

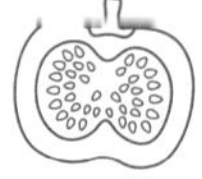
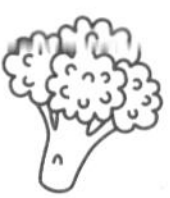
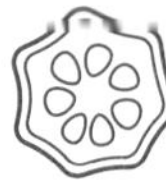
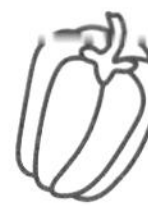
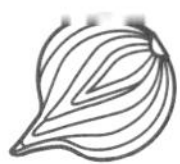

毫无疑问，控制食物的数量是糖尿病饮食管理的关键之一。营养师在指导饮食的时候也很强调摄入要适量，即合适的数量。正如本书前几章给出的计算方法和列出的示范食谱，都是以“克”来定量的。但对于大多数人来说，精确称量食物的重量十分麻烦或不得要领。这里给出一种粗略的、简单实用的糖尿病饮食管理方法——四格配餐法。

四格配餐法

简单地说，“四格配餐法”是把一个餐盘或模拟餐盘划分成 4 个格子，每一个格子分别装上不同的食物，即主食、蛋白质食物、蔬菜和补充食材，从而实现营养搭配，兼顾食材种类与大致数量的控制。这种方法是笔者在大量编制食谱工作的基础上总结出来的。

一般人的一顿正餐可以用图 4-1 来表示。“主食”(Staple food) 指谷类 (米、面、杂粮等)、薯类 (土豆、红薯等) 和杂豆类 (如红豆、绿豆、扁豆等)，要粗细搭配；“蛋白质食物”(Protein food) 指鱼肉蛋奶和大豆制品，每餐必备；“蔬菜”(Vegetables) 主要推荐深颜色的种类；“补充食材”(X) 是四格配餐法的关键，要根据身体情况来安排食物。

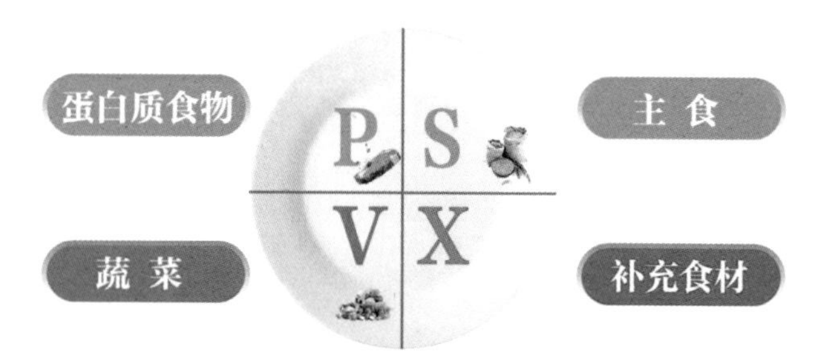

图 4-1　普通人四格配餐示意图

对糖尿病患者而言，为了更好地控制餐后血糖，主食要少一点儿 (大致减少 1/3)，蛋白质食物适当增加。糖尿病饮食一餐的四格配餐如图 4-2 所示。

其中，“主食”推荐红小豆、红芸豆、白芸豆、扁豆、绿豆等杂豆类和燕麦 (燕麦片、燕麦米、燕麦碎、莜麦面条)、玉米 (玉米面、玉米楂、玉米糁)、荞麦面、意大利面、黑麦、糙米、藜麦、青稞 (大麦)、全麦面粉等，这些食材可以与大米或面粉 (比例

四格配餐法

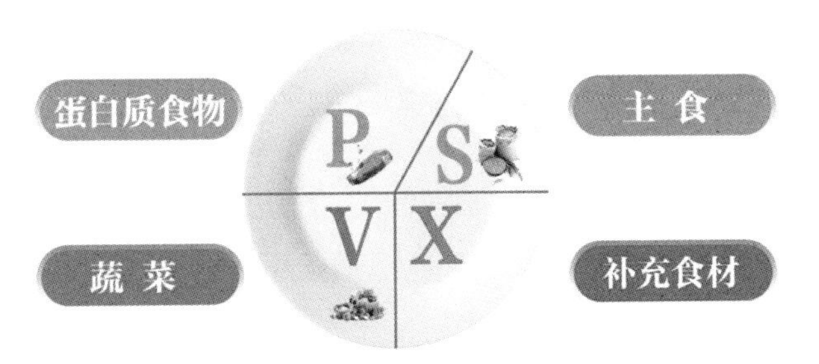

图 4-2　糖尿病患者四格配餐示意图

≤ 50%）混合做成杂粮饭、杂粮粥、豆包、杂粮饼、杂粮馒头、杂粮面条等各种主食。这些粗细搭配的主食是控制血糖的关键，具体做法本书前文均有介绍。

“蛋白质食物”推荐每天一杯牛奶（早餐）和一小杯不加糖酸奶；每天一个鸡蛋或与之相当的其他蛋类；每天吃一次大豆制品（豆腐、豆腐皮、干豆腐、素鸡等）。在此基础上，还要吃一次鱼虾类（如黄花鱼、三文鱼、鲭鱼、带鱼、海虾等）或畜禽肉类（如鸡胸肉、瘦猪肉、瘦牛肉、瘦羊肉等）。烹调时要注意少盐、少油，避免油炸。蛋白质食物升高餐后血糖的作用很弱，营养价值又很高。

“蔬菜”推荐芹菜、蒜薹、韭菜薹、大白菜、彩椒、娃娃菜、韭菜、茼蒿、莴笋叶、木耳菜、苋菜、红薯叶、西红柿等，这些蔬菜要么富含膳食纤维，要么富含维生素 C、β－胡萝卜素和钾等重要营养素，既有助于血糖管理，又能补充营养。

“补充食材”是糖尿病配餐的又一个关键，重点推荐：魔芋制品

（魔芋丝、魔芋结、魔芋块、魔芋片、魔芋豆腐等）、秋葵等富含膳食纤维的食物；菠菜、甘蓝、羽衣甘蓝、西蓝花等富含叶黄素的蔬菜；香菇、木耳、海带、裙带菜等富含膳食纤维和多糖物质的菌藻类；开心果、巴旦木、核桃等坚果；复合维生素矿物质等营养补充剂。这些食物有助于控制餐后血糖、预防糖尿病眼病、提高免疫力等，对糖尿病患者格外有益，每一餐都应该专门安排。

四格配餐法特别强调分餐，分餐其实是控制食物数量的关键。最简单的分餐方法是购买四格餐盘用于家庭餐桌。当然，用稍大的普通盘子分餐也行，大致分成四堆即可，这很适合外出就餐。甚至用 4 个小碗来分装并摆在一起也相当于“四格配餐”。分餐的关键并不在于餐盘，而在于“格局”，心中有数，食材种类分明，食物数量控制，无盘似有盘。最终要做到的是盘中无“格”，心中有“格”，即按照 4 个格子的“格局”来选择食物，灵活运用。四格配餐法也可以与食谱计算（食物精确定量）结合起来应用，先用四格配餐来安排一餐的食物种类，再用食谱计算法确定各种食物的精确重量，做到有“格”有量，以“格”带量。

除了特别强调分餐外，四格配餐法还强调选择合适的食物／食材，即经常选用我们推荐的食物／食材（见下一节）。这些食物／食材在管理血糖和保证营养素摄入方面具有非常重要的意义。

四格配餐法推荐的食材

糖尿病饮食既强调食物数量的控制，又强调食物多样化，还重视不同食物对血糖的不同影响。糖尿病患者在自我管理饮食时，一定要经常食用营养更丰富、对餐后血糖更友好的食物，并以此增加食材种类。

燕麦

如果在粗杂粮中评选最佳食物的话，那么燕麦当之无愧。燕麦分带稃型（皮燕麦，也叫莜麦）和裸燕麦两种，营养价值大同小异，或后者略强一点点。燕麦蛋白质含量高达16.9%，是谷类之最，明显高于其他谷类（蛋白质含量10%左右）；脂肪含量为6.9%，也领先于其他谷物；膳食纤维含量10.6%，也远超其他粗杂粮，其膳食纤维中含相当比例的可溶性膳食纤维——β－葡聚糖。燕麦是第一种被证明具有降血脂作用的食物。有很多研究证据表明，多摄入燕麦可以降低人体“坏”胆固醇（LDL-C）。

把燕麦粒的硬皮磨掉，表面略发白，更容易煮熟，这就是“燕麦米”，无须浸泡可以直接与大米混合煮饭。更常见的是燕麦片，不磨掉硬皮，直接把完整燕麦粒碾压成大片即可，适合煮粥。如果既不磨掉硬皮，也不压扁，而是把完整的燕麦籽粒用刀一切两半，或者切成 4 块，就得到了燕麦碎，也比较容易煮熟。燕麦米、燕麦片、燕麦碎的 GI 较低，燕麦饭的 GI 为 42，莜麦饭的 GI 为 49，燕麦片粥的 GI 为 55，都明显低于普通米饭、馒头等主食，很适合糖尿病患者食用。但如果把燕麦籽粒焙烤后打粉（燕麦粉），冲成糊食用，或者做成即食的燕麦片，GI 就比较高了。

玉米面、玉米糁、玉米楂、鲜玉米

玉米又称苞谷、苞米、玉蜀黍、粟米（粤语）等，是全世界总产量最高的粮食作物。玉米也是最常见的杂粮之一，富含钾、镁和 B 族维生素，还含有少量类胡萝卜素，如玉米黄素、叶黄素，它们是黄色玉米中的天然色素，故黄色玉米营养价值更胜一筹。

玉米常被加工成玉米面、玉米糁、玉米楂等，用于煮粥、做面食或与大米混合做杂粮米饭。有意思的是，不论怎么吃，这些玉米产品的GI均较低，这可能是由其淀粉结构特殊（直链淀粉比例很高）决定的。玉米饼的GI为46、玉米面粥的GI为50、玉米糁粥的GI为51，都明显低于普通馒头、米饭或米粥，甚至连甜甜的鲜玉米的GI也才55，都适合糖尿病患者食用。

糙米

糙米指稻谷谷粒脱去稻壳后的籽粒。糙米经过碾磨加工，去掉大部分皮层和一部分胚后，就变成精白大米。与普通白大米相比，糙米含有更多维生素、矿物质、膳食纤维和植物化学成分，营养价值更高。

糙米是最常见的全谷或粗粮之一，很多超市均有销售，一般和大米搭配煮粥或做饭食用。做糙米饭时最好把糙米提前浸泡几小时，否则不易烂熟，需要煮很长时间。

全麦面粉

全麦面粉指用没有去掉麸皮和胚芽的小麦粒碾磨成的面粉，其颜色比精白面粉黑，口感也较粗糙，但营养价值较高，因为保留了麦粒外层所含的维生素、矿物质、膳食纤维、蛋白质等。全麦面粉消化速度较慢，GI低于普通白面粉。全麦面粉可以酌情搭配较少比例的精白面粉，来制作馒头、花卷、豆包、饺子、包子、烙饼等面食。当然，也可以选择不搭配精白面粉。

全麦面粉在超市里很容易买到。但不同企业产品的“粗度”和加工方法有差异，有的含有麦麸，更粗糙一些，颜色更暗一些，有的不含麦麸，没那么粗糙，颜色也没那么暗。全麦面粉并没有统一的国家标准，但不论如何，就营养而论，全麦面粉都要比精白面粉好一些，不必太纠结到底哪个才是正宗的全麦面粉。

荞麦挂面

荞麦起源于中国，是种植历史最悠久的杂粮谷物之一。荞麦属于全谷物，其膳食纤维含量远高于精白米面，还是维生素 B_1、烟酸、维生素 E，以及铁、锰、锌等微量营养素的良好来源。荞麦含有芦丁，这是一种黄酮类物质，特别是苦荞含量丰富，对改善血脂和血管功能有一定益处。

与普通挂面或面条相比，荞麦面 GI 较低（59）、消化慢、扛饿，对餐后血糖比较友好。目前市面上售卖的荞麦挂面大多数还掺了不同比例的小麦粉或黑麦粉，购买荞麦挂面时要注意产品配料表中荞麦粉的排位。推荐买荞麦粉排在第一位的荞麦挂面。有的荞麦挂面产品注明荞麦比例超过 51%，这是比较好的。当然，如果是 100% 荞麦粉，没有其他面粉就更好了。

意大利面

意大利面也称意粉或意面，是西餐中的“面条”，有很多种类，外形和名称各不相同，其中空心的意大利面常被称为通心粉。经典的意大利面是用硬质粗粒小麦粉（杜兰小麦）制成的，比普通小麦粉制成的面条更有筋度，蛋白质和膳食纤维含量更高，而GI更低(41)。一句话，意大利面不是粗粮胜似粗粮，特别适合糖尿病患者食用。

糖尿病患者食用意大利面时，一定不要煮成软塌塌的中式面条，否则GI也会升高。还要多搭配一些蔬菜和适量的蛋白质食物（肉酱之类），对餐后血糖更友好。

藜麦

藜麦原产于南美洲安第斯山区，近些年国内大量引种。严格地说，藜麦不是麦，也不是谷物，更不是豆类，而是藜科植物，大致相当于蔬菜种子，但藜麦可以作为粗杂粮食用。藜麦富含淀粉、蛋白质、维生素、矿物质、膳食纤维等基本营养素，还富含酚类、黄酮类、皂苷类、胆碱及植物甾醇等植物活性物质。每100克藜麦含蛋白质14克、膳食纤维7克、钾563毫克，营养价值远高于一般全谷物。

藜麦的颜色有白、黄、红、紫、黑等好几种，看起来很漂亮。藜麦可以与普通大米混合做饭或者煮粥。做藜麦米饭时一般无须提前浸泡，但如果提前浸泡几小时口感会更好。

红豆（红小豆，红芸豆）

红小豆又名赤豆、赤小豆、红豆等，是最常见的杂豆之一。因为富含淀粉，含量为60%左右，蒸熟后呈粉沙性，而且有独特的香气，故特别适合制作豆沙馅。红豆还含有较多蛋白质（20.2%）和膳食纤维（7.7%），钾、铁、硒和磷的含量也较多。红小豆也很适合与大米混合做红豆米饭，但要提前浸泡10小时左右，然后再与普通大米同煮，才能一起熟。

红芸豆（红菜豆）个头比红小豆大，呈扁长形，其淀粉、蛋白质和膳食纤维的含量分别为60%左右、21.4%和8.3%，与红小豆十分接近，胡萝卜素、钾、铁等含量亦不输于红小豆，连香气也与红小豆十分接近，可以用来做豆沙馅、煮粥或做红豆米饭。做红豆米饭时也要提前浸泡10小时左右，然后再与普通大米一起煮饭。

红小豆或红芸豆的GI非常低，分别只有24和28，可以说是对餐后血糖最友好的主食类之一，建议糖尿病患者经常食用红豆米饭。

绿豆

绿豆被中国人视为传统的夏季保健食品，清热解毒，防暑降温。其实，绿豆还是一种非常好的粗粮，含有较多淀粉（60%左右）、蛋白质（21.6%）和膳食纤维（6.4%），维生素和矿物质的含量也很丰富，还含有类黄酮、单宁、皂苷、豆固醇等营养物质。像红豆一样，因为绿豆的淀粉结构特殊（直链淀粉比例很高）且膳食纤维含量很高，所以绿豆的GI也非常低，只有27，对餐后血糖十分友好。

绿豆最常见的吃法是用少量绿豆与大米混合煮成绿豆粥。绿豆要先单独加水煮开约10分钟，再加入大米同煮至大米烂熟。绿豆需要提前浸泡10小时左右，也可以与大米混合做绿豆米饭。因为绿豆缺乏红豆特有的香气，所以绿豆米饭不如红豆米饭好吃。

小麦胚芽粉

小麦胚芽是麦粒营养精华之所在，营养价值很高，富含蛋白质、膳食纤维、维生素E、B族维生素、钾、铁、锌、硒等营养素。不同品牌的小麦胚芽粉因原料或加工方法不同，各种营养素含量或有差异。举个例子，某款小麦胚芽粉产品每100克含蛋白质38克、膳食纤维10克、维生素E31.9毫克、钾1600毫克、钙124毫克、铁4.9毫克、锌24毫克、硒213微克，这些数值远远高于普通小麦粉。

实际上，普通的小麦粉在加工过程中会把胚芽碾磨掉，所以小麦胚芽一般是专门生产的。

秋葵

秋葵是营养价值较高的绿色蔬菜，其最大的营养优势既不是维生素C（4毫克/100克），也不是钾（95毫克/100克），甚至也不是胡萝卜素（310微克/100克），而是膳食纤维。秋葵的膳食纤维含量为3.9克/100克（黄秋葵为4.2%），是膳食纤维含量最高的蔬菜之一。不止于此，秋葵还含有高比例的可溶性膳食纤维，就是吃起来有点黏糊糊、滑溜溜的物质。此类可溶性膳食纤维在小肠内无法消化吸收，吸附能力较强，可以干扰葡萄糖和胆固醇吸收，对降低餐后血糖和调节血脂均有帮助，还能刺激排便。因此，建议糖尿病患者经常食用秋葵。通常秋葵越老则膳食纤维含量越多，不过太老就没法吃了。

秋葵含较多草酸，无论凉拌还是素炒都要用沸水汆烫一下。秋葵可以采用炒食、煮汤、做沙拉、油炸、凉拌、酱渍、醋渍、制泡菜等多种烹调方法。秋葵容易老化，建议两天内吃完。秋葵极易受到擦伤，擦伤后很快就会变黑，所以不论是在挑选还是储存时，都要单个取放，不要挤压。

魔芋丝

魔芋丝是用魔芋精粉和食用石灰等原料制作的，口感像粉条，适用于炒、炖、煮、煲汤、涮火锅以及凉拌等烹调方法。魔芋又称蒟蒻，在中国食用历史很悠久。魔芋的营养成分非常独特，其主要成分就是一种可溶性膳食纤维——葡甘露聚糖，又称魔芋胶（因其遇水后可形成凝胶状）。葡甘露聚糖吸水性强、黏度大、膨胀率高、饱腹感较强。魔芋丝本身不含可消化吸收的糖类，其所含葡甘露聚糖还有助于降低餐后血糖，因此建议糖尿病患者经常食用。除葡甘露聚糖之外，魔芋还含有钙、磷、铁、锰等营养素。

除了魔芋丝，魔芋结、魔芋块、魔芋片、魔芋球、魔芋豆腐、魔芋精粉等魔芋制品均适合糖尿病患者食用。实际上，魔芋也是加工糖尿病食品、减肥食品的热门原料，市面上还可以买到魔芋挂面、魔芋面包、魔芋零食等。

彩椒

彩椒是相对青椒而言的，指的是黄色或红色，大而圆的菜椒，几乎没有辣味。像青椒一样，彩椒也具有很高的营养价值，其维生素 C 和膳食纤维含量在常见蔬菜中都名列前茅，胡萝卜素和钾的含量也较高。每 100 克彩椒含维生素 C104 毫克、膳食纤维 3.3 克、胡萝卜素794微克和钾278毫克。

彩椒的吃法越简单越好。烹制彩椒或青椒时，要注意掌握火候，缩短加热时间，减少维生素C损失。凉拌或生吃彩椒是获得其维生素C的最佳吃法。

番茄（西红柿）

番茄又叫西红柿，是营养价值较高的深色蔬菜之一。有一种类胡萝卜素以番茄为名，叫番茄红素。番茄红素就是番茄中的红色物质，它的抗氧化作用、清除体内自由基的能力很强，有研究说它消灭自由基的作用是β－胡萝卜素的2倍，是维生素E的10倍。烹调处理（加热、加油脂）能促进番茄红素吸收。

除番茄红素之外，番茄也是维生素C、钾、β－胡萝卜素和膳食纤维等营养素的良好来源。番茄吃起来酸酸的，是因为含有柠檬酸和苹果酸等有机酸，有开胃和助消化的作用，还能保护维生素C免于破坏。番茄所含膳食纤维中有很多是果胶，在生番茄中有机酸与果胶结合，不容易溶解出来，所以生番茄并不是很酸，但当番茄煮熟以后，有机酸溶解出来，酸度增强，这就是番茄熟吃更酸的原因。

要特别强调的是，番茄酱、番茄汁、番茄沙司等番茄制品也含有不少番茄红素，而且经过浓缩和加热消毒，这些番茄制品中的番茄红素更容易消化吸收，但在购买时要注意看配料表，那些添加了白砂糖的番茄制品不适合糖尿病患者食用。

西蓝花

西蓝花学名绿菜花，是营养价值较高的绿色蔬菜之一，含较多胡萝卜素、维生素 C、钙、钾和膳食纤维等。每 100 克西蓝花含胡萝卜素 151 微克、维生素 C56 毫克、钙 50 毫克、钾 179 微克和膳食纤维 2.6 克（仅指不可溶性膳食纤维）。除这些营养素之外，西蓝花还含有一种特殊成分——芥子油苷，它具有抗癌和调节血脂的作用。

西蓝花口味清淡、爽脆，适合拌沙拉、清炒、蒜蓉炒、肉片炒、白灼、煲汤等各种吃法。西蓝花、虾仁和木耳，绿、红、黑三种颜色搭配，提前焯水或煮熟，回锅简单地炒一下，清淡又富于营养。口味偏重者还可以加入豆豉、辣酱等。此外，西蓝花还可与胡萝卜、洋葱、青椒、辣椒等一起炒制，变成一盘炒杂菜。

菠菜

菠菜是营养最为丰富的绿叶菜之一，富含胡萝卜素、维生素 C、叶酸、钾和膳食纤维等营养素。每 100 克菠菜含有胡萝卜素 2920 微克、维生素 C32 毫克、叶酸 169.4 微克、钾 311 毫克和膳食纤维 1.7

克（仅指不可溶性膳食纤维）。不过，菠菜含有较多草酸，每100克菠菜含606毫克草酸。草酸不但在肠道抑制钙、铁等矿物质吸收，进入血液后还增加患肾结石的风险。所以菠菜烹调前应该先焯水（1～2分钟即可），以去除大部分草酸。一直有传言说菠菜不能跟豆腐、豆腐干等大豆制品一起食用，因为草酸会抑制钙吸收。其实，只要焯水，菠菜中的草酸就不会产生有害作用。

娃娃菜

娃娃菜与大白菜同属十字花科芸薹属白菜亚种，但它们并不是同一种蔬菜，大白菜小时候长得并不像娃娃菜，娃娃菜再怎么长大也成不了大白菜。但娃娃菜与大白菜的营养价值比较接近，每100克娃娃菜含维生素C12毫克、胡萝卜素48微克、钙78毫克、钾278毫克和膳食纤维1克（仅指不可溶性膳食纤维）。这些数据在常见蔬菜中位居中游。娃娃菜含较多鲜味成分谷氨酸，故特别适合炖汤，也适合炒、炖煮、蒸等烹调方法。

食用菌

常见的食用菌有数十种，如香菇、木耳、银耳、平菇、金针菇、口蘑、茶树菇、杏鲍菇、蟹味菇（海鲜菇）、鸡腿菇、白玉菇、草菇、花菇、松蘑、红蘑、竹荪、牛肝菌、松茸、羊肚菌、鹿角菌等。它们形态各异、味道不同，但都具有很高的营养价值，是最值得推荐的蔬菜种类之一。首先，食用菌所含蛋白质不论含量还是质量都优于普通蔬菜，这一点对素食者格外重要。其次，食用菌富含维生素 B_1、维生素 B_2、维生素 K、维生素 D、钙、钾、铁、锌、硒、谷胱甘肽和麦角硫因等，其中最为独特的是维生素 D，其他蔬菜都不含。再次，食用菌含有较多膳食纤维，干品中膳食纤维含量高达 20% 或 30%，对降低餐后血糖和调节血脂均有益处。最后，食用菌含有一类具有特殊健康价值的成分——菌类多糖，被证明具有提高免疫力、调节血脂、抗癌、抗血栓等作用，而且不升高血糖。另外，大多数食用菌含较多核苷酸、嘌呤等鲜味物质，故而味道鲜美，适合煲汤、炖煮、炒制、涮火锅等，甚至用于调味。

值得注意的是，不要随便吃野生蘑菇，因为很多野生蘑菇都有毒性，而且毒性很大，足以致死。吃野生蘑菇导致中毒是最常见的食物中毒原因之一。

紫菜、海带

紫菜是一种生长于浅海岩石上的藻类植物，种类很多，统称为紫菜。平时食用的紫菜多为干品，营养价值十分丰富，每 100 克干紫菜含蛋白质 26.7 克、膳食纤维 21.6 克、胡萝卜素 1370 微克、钙

264 毫克、铁 54.9 毫克、钾 1976 毫克和碘 4323 微克。紫菜味道很鲜，适合做汤、做馅，即使每次只食用几克干紫菜，仍能获得不少营养素。

海带也是一种常见的海藻，经常以海带结、海带丝、干海带或盐渍海带的形式售卖。海带富含膳食纤维、钾、钙、碘、硒等营养素，营养价值高于普通蔬菜。海带含碘尤其丰富，是最常用的补碘食物之一。

要注意的是，紫菜、海带等海藻类天然含有较多钠，用藻类做菜、煲汤时要少放盐或不放盐。

三文鱼

最经典的“三文鱼”品种是大西洋鲑鱼，是一种洄游鱼类，每年都会从北大西洋洄游到欧洲沿岸的河流里产卵，常用商品名是“挪威三文鱼”。后来在太平洋等其他海域也出产几种类似的洄游鲑鱼，冠名以帝王三文鱼、红三文鱼、阿拉斯加三文鱼等。最近几年，国内把淡水养殖、成本较低的虹鳟也称为“三文鱼”或“淡水三文鱼”。

三文鱼鳞小刺少，肉色橙红，不但味道鲜美，而且营养价值很高，富含优质蛋白、ω-3 型多不饱和脂肪酸、维生素 A、维生素 D、B 族维生素、钾、钙、镁、铁等营养素，尤其是维生素 D 的含量，在常见食物中遥遥领先。三文鱼中 ω-3 型多不饱和脂肪酸 DHA 和 EPA 的含量分别为 510 毫克 /100 克和 330 毫克 /100 克，对血脂、血压都有好处。三文鱼肉的红色主要来自虾青素，虾青素是一种类胡萝卜素，具有超强的抗氧化能力，目前也被加工成保健食品。

三文鱼最知名的吃法是作为生鱼片和寿司生吃，但采用煎、炖、烤等方式烹制同样美味，且更为安全。煎好三文鱼的要点是小火、油不要太热，也就是一个“轻”字。轻煎时间稍长，使肉质缓慢变熟，脂肪散发香气，味道才能鲜美。

猪肝

因为肝脏是动物代谢和储存营养物质的主要器官，所以猪肝（以及其他动物肝脏）堪称“营养库”，富含优质蛋白质（与瘦肉相当）、维生素 A（是瘦肉的 100 多倍）、维生素 B_1、维生素 B_2、维生素 B_6、叶酸和铁等。猪肝（以及其他动物肝脏）是防治缺铁性贫血的有效食物，其铁含量高（22.6 毫克 /100 克，是瘦肉的 7.5 倍），吸收率高（22%，与瘦肉相当），价格不贵（低于瘦肉），所以是食物补铁、补血的最佳选择之一。

就补充营养而言，吃新鲜猪肝（炒或做汤）要好于煮卤的猪肝。因为猪肝在煮卤过程中会流失大量的铁、维生素 A 和 B 族维生素，所以到市场上去买煮卤好的猪肝食用，固然简单方便，但不是最佳食用方式。最佳的食用方式是买新鲜的猪肝回家，炒菜或做汤食用。猪肝有腥气，宜加重调味，并用料酒、葱、姜等去腥。购买猪肝时，要选择大企业、有信誉企业生产的猪肝产品，不要购买来源不明或不可靠的猪肝，以避免食品安全风险。

虾

虾的种类较多，常见的有海虾、白虾（淡水虾）、北极虾、基围虾、磷虾、小龙虾等，所有虾都是高蛋白质（20% 左右）、低脂肪（1% 左右）、低能量的优选食物，几乎不含糖类，很适合糖尿病患者食用。虾煮熟之后颜色由青变红，是因为虾含有一种非常独特的物质——虾青素。虾青素是一种类胡萝卜素，具有很好的抗氧化作用。此外，鱼和虾两者经常相提并论，虾的优势是汞等重金属污染的风险很低，因为污染物主要聚集在内脏和脂肪中，肌肉部分相对安全。

海虾的营养绝对是海鲜中的佼佼者。除高含量的优质蛋白质外，海虾还含有多种维生素、多种矿物质和微量元素。海虾烹调方法比较简单，可水煮、可红烧、可做汤，还可以剥出虾仁烧菜或做成馅料。

北极虾其实也是一种海虾，学名叫北方长额虾，产于北冰洋和北大西洋海域。市售北极虾都是煮熟后冷冻的。实际上，它们从海洋里被捞出来之后，在船上就直接煮熟冷冻，这样方便运输和保鲜。

食用时北极虾解冻或不解冻均可，无须再煮，肉质紧实，口感鲜美。北极虾的营养价值也很高。

基围虾是淡水育种、海水围基养殖的，因此得名，又称麻虾或新对虾。白灼基围虾是最清淡的菜肴之一，无须放任何调料。小龙虾是淡水虾，甲壳很坚硬，通体为红色，肉质鲜嫩。麻辣小龙虾是最时髦的吃法。

牛肉

牛瘦肉的营养价值与猪瘦肉不相上下，富含优质蛋白质、维生素 A、B 族维生素、铁、锌等。牛后腿部位的瘦肉不带肥脂和筋膜，外观呈长圆柱形状，肉质红色，新鲜细腻，堪称瘦牛肉的精华。肉类几乎不含糖类，以蛋白质和脂肪为主要成分。瘦牛肉脂肪含量比瘦猪肉更少，肌纤维更粗，所以瘦牛肉比猪肉硬，烹调有难度，往往需要加热更长的时间，或提前用“嫩肉粉”拌一下。

牛腩指带有筋、肉、油花的牛肉块，最常见的是牛腹部及靠近牛肋处的松软肌肉。因为牛腩脂肪含量较高，所以不建议经常吃。糖尿病患者应以吃瘦肉为主，瘦肉指瘦猪肉、瘦羊肉、瘦牛肉等，也被称为“红肉”。众所周知，红肉要少吃，吃多有害健康，但适量吃一些瘦肉对补铁、补血而言又是十分有益的。

鸡蛋

鸡蛋营养价值较高，富含优质蛋白质、磷脂、维生素 A、维生素 D、B 族维生素、铁、锌、碘等营养素，几乎不含糖，详细内容已在第二章介绍过。糖尿病患者平均每天吃鸡蛋不要超过一个。

牛奶、酸奶

奶类富含优质蛋白质和钙，是膳食钙的最佳来源。奶类天然含少量糖类，以乳糖为主，GI 很低。酸奶产品经常添加白砂糖等，但 GI 并不高，糖尿病患者仍可适量食用。当然，不加糖酸奶更好一些，脱脂牛奶则更适合需要减重的糖尿病患者。第二章已介绍过糖尿病患者选择奶类的方法。

豆腐

豆腐是最常见的大豆制品之一，富含优质蛋白质、多不饱和脂肪酸、磷脂、膳食纤维、钙、磷、镁、B 族维生素等营养素以及少量大豆异黄酮、大豆皂苷等保健成分。豆腐几乎不含糖类，GI 很低，建议糖尿病患者经常食用。即使是糖尿病肾病患者，仍可适量食用豆腐。

豆腐大致有南（方）豆腐和北（方）豆腐两种。南豆腐色泽白，水分多，非常嫩，常成盒出售，不太适合炒菜，适合做汤或凉拌。而北豆腐则相对发黄，质地比较老，常一块一块地出售，可以用来炒菜或炖菜。现在已经不分南方、北方，市面上既可以买到老豆腐，也可以买到嫩豆腐。一般地，老豆腐的钙含量更多。

坚果

坚果是植物精心培育的种子，集中了植物营养的精华。核桃、花生、瓜子、开心果、巴旦木、杏仁、松子、榛子等大多数坚果具有类似的营养特点，即高蛋白、高脂肪、很少糖类，富含膳食纤维、维生素 E、B 族维生素、钾、钙、镁、铁、锌等，以及甾醇、叶黄素等植物化学物质。更重要的是，有不少研究发现，经常吃少量坚果有助于心脏健康和预防糖尿病，还有助于改善糖尿病患者的血脂。这主要因为坚果富含不饱和脂肪酸及丰富的营养。因此，建议糖尿病患者经常把坚果作为加餐食用，也可以随餐食用。

核桃健脑是一个很古老、流传很广的说法。近年有一些关于核桃对大脑健康和认知功能的研究，发现核桃补脑的说法有一定的道理。更多研究表明，在 2 型糖尿病患者的饮食中添加一把核桃，就可以改善病人的血脂状态，每天吃两三个核桃可降低糖尿病风险，等等。

如果说核桃对大脑和心脏有益，那么开心果就对眼睛特别好。因为开心果除了含有维生素、微量元素等普通营养素之外，还含有叶黄素和玉米黄质，这两种物质是人眼视网膜黄斑区域的主要色素，对保护眼睛和视力格外有益。开心果中叶黄素和玉米黄质含量合计为 1160 微克 /100 克，远远超出其他常见坚果。

巴旦木也是一种很值得推荐的坚果。巴旦木就是扁桃仁，看起来很像杏仁，过去曾经被叫作“美国大杏仁”，但它并不是杏仁。与其他普通坚果相比，巴旦木的膳食纤维、钙含量比普通坚果多得多。每 100 克巴旦木含钙 234 毫克，可以用来补钙，促进骨骼健康和肠道健康。关于巴旦木的功效也有一些科研论文，主要是改善血糖、调节血脂、增加饱腹感、抗氧化等。有临床试验表明，巴旦木可以降低血液中“坏”胆固醇（LDL-C），提高“好”胆固醇（HDL-C）。巴旦木还可以通过改善餐后血糖来帮助心脏健康。

其实，常见的葵花子（俗称“瓜子”）、西瓜子和花生也是不错的坚果，物美价廉。但只建议选择原味的坚果，不要选择加味坚果，如咸干花生、五香瓜子、奶香开心果等，不但增加了多余的盐、糖和添加剂，还有可能掩盖了不新鲜的味道。近些年很流行小袋包装的坚果，品种有好几样，重量一二十克，这种吃法很好。因为坚果保存时间太长或方法不当容易导致氧化变质或发霉，氧化变质的坚果味道不新鲜，甚至有“哈喇味”，不但营养价值降低，还会生成有害的脂肪氧化产物，加速人体衰老。

另外，糖尿病患者要注意，板栗、莲子等虽然也属于坚果，但其营养成分却与上述坚果有很大差别，含很多（约46%）淀粉，不建议经常食用。

橄榄油

橄榄油是从油橄榄的果实——“齐墩果”中榨取的。根据榨取工艺和等级不同，分为特级初榨橄榄油、初榨橄榄油、混合橄榄油、精炼橄榄油等。橄榄油最大的营养优势是含有高比例的油酸，油酸可以降低患心血管疾病的风险，对血糖也有益处。

初榨橄榄油还富含胡萝卜素、B族维生素、维生素C、维生素E和维生素K、植物甾醇、角鲨烯、绿原酸等营养物质。这些营养物质怕高温加热，在煎、炒、烹、炸中受热破坏，所以有人说橄榄油不能加热烹调，只能用于凉拌、蔬菜沙拉之类。但实际上，即使是特级初榨橄榄油也可以用于蒸、煮、煲汤、做馅等烹调方式，这些烹调方式温度只有100℃，对橄榄油中的营养物质破坏不大。而精炼橄榄油是耐高温烹调的，煎、炒、炸、烤等都没有问题。

亚麻油

亚麻油又称亚麻籽油、胡麻油、亚麻仁油，是以亚麻籽为原料制取的油。亚麻油的营养优势是含有高比例（55% 左右）的亚麻酸。亚麻酸在体内可转化为少量的DHA和EPA等 ω－3 型多不饱和脂肪酸。这些 ω－3 型多不饱和脂肪酸对婴幼儿智力和视力发育、对成年人血脂健康和免疫力、对老年人认知功能等都有很大益处。

推荐糖尿病患者食用一部分亚麻油的另一个理由是，大豆油、花生油、菜籽油、玉米油等常见植物油都缺少亚麻酸，亚麻油刚好可以补充这些植物油的不足。亚麻油容易氧化，不适合爆炒、煎、炸等高温烹调，可用于蒸煮、煲汤、做馅、凉拌、低温炒等加热温度不是很高的烹饪方式。

低钠盐

顾名思义，低钠盐就是盐中的钠含量比较低的食盐，一般是用一部分氯化钾代替氯化钠制成，钾含量明显增加，所以低钠盐又叫“低钠高钾盐”。低钠盐钠含量比普通食盐少 30%，但其咸度和普通盐差不多，所以烹饪时添加盐量不变，却可以减少钠的摄入量，达到低盐饮食的目的。钾是人体所需重要矿物质之一，对血压和心血管健康十分有益，但肾功能不全、高血钾的患者不宜摄入这种高钾盐。

强烈推荐糖尿病患者选用低钠盐，高血压患者尤其适宜，低钠高钾一举两得。低钠盐通常也是加了碘的，完全可以代替普通加碘盐食用，普通人亦推荐食用低钠高钾盐。